1日1分で血圧は下がる！

薬も減塩もいらない！

加藤雅俊
薬剤師・体内環境師

講談社

はじめに

血管を柔らかくする物質を出すことで血圧は簡単に下がります！

このたびは本書を手に取っていただきありがとうございます。本書に興味を持ってくださったということは、おそらく高血圧で悩まれているのではないかと思います。そして、ほとんどの方が、血圧を下げるためには、薬を飲むか減塩するかしかない、そう思っていらっしゃるはずです。

でもご安心ください！　多くの場合、**血圧は簡単な体操で下がります。しかもその体操で血管を若返らせることができ、血圧以外にもさまざまな面で効果が期**

待できるのです。そんな夢のような体操を、本書で初公開したいと思います。

前著『薬に頼らず血圧を下げる方法』（アチーブメント出版）では、血圧を下げる方法としてストレッチとツボ押しをご紹介し、大きな反響がありました。ストレッチは、筋肉の柔軟性を取り戻すことで血液を全身に送り出しやすくします し、ツボ押しは、脳に働きかけて自律神経を調整し、血圧をあるべき状態に戻します。ですから、ストレッチ・ツボ押しともに降圧には非常に効果があります。

ただ、**今回特別に考案し、本書でご紹介するのは、血管自体にアプローチした体操です**。最近、メディアなどで血管年齢が注目されていますが、この体操をすることで血管自体を若返らせることができるのです。その結果、血圧が下がる。非常に画期的な体操だと胸を張ってお勧めできます。

さて、この体操でどうして血圧が下がるのか、そして血管が若返るのかについて、簡単にご説明しましょう。

血圧が高くなる大きな原因の一つは、血管が硬くなることにありますが、**実は最近、血管を柔らかくする物質が注目を集め始めました。それはNO《エヌオー》（一酸化窒素）といって、1998年にノーベル医学・生理学賞を受賞することになった素晴らしい物質でもあります**。

そこで私は、このNOの分泌量を何とか簡単に増やす方法はないものかと考え、徹底的にNOについて研究しました。さらに、これまで積み上げてきた薬剤師、体内環境師としての知識と組み合わせ、短時間で効率的にNOを分泌させられる究極の降圧体操を編み出したのです。そのメカニズムは本書の中で詳しくご紹介いたしますが、この体操は、どんなに体力のない方でも忙しい方でも気軽に行えて、効果も期待できるもの。実際にさまざまなモニターの方に行ってもらいましたが、数値の変移の違いこそあれ、ほとんどの方の血圧が下がりました。ですから高血圧でお悩みの方は、ぜひこの「加藤式降圧体操」を行っていただきたいと思います。

多くの人は、本来薬を飲む必要などないのです！

さて、高血圧でお悩みの方は、「このまま血圧が下がらなければ薬を飲み続けなければいけないのかな」と思っていらっしゃるか、あるいはすでに薬で血圧を下げているものの「薬をやめたいな、でも怖いな」と思っていらっしゃるかのどちらかではないでしょうか。そのような方たちに、私は本書でこうハッキリお伝えしたいと思っています。**薬に頼らずとも血圧は簡単に下げられます！** と。

もちろん本書は、血圧の薬は必要ないから断薬しましょう、というものではまったくありません。

まず皆さんに知っていただきたいのが、**高血圧にも「危険なもの」と「危険でないもの」があるということ**。高血圧には、病気が潜んでいてそれによって上がっている本当に危険なものと、ちょっとした生活習慣を取り入れることで簡単に下がるものとあって、多くの方は後者に当てはまる場合がほとんどなのです。そこで本書では、自力で簡単に血圧を下げることができる「加藤式降圧体操」を紹介するのと同時に、危ない高血圧とそうではない高血圧の見分け方、安易に薬で血圧を下げることの危険性、さらには本当に正しい血圧知識についても詳しく説明したいと思っています。

現在の日本で、高血圧と推定される患者数は４３００万人に上ります。また、降圧剤の消費割合は、何と世界の生産量の約5割とも言われるほど！　衝撃ですよね。このことからもわかるように、**日本では本来薬を飲む必要のない人が、厳しすぎる高血圧基準によって長年降圧剤を飲まされ続けているのです**。

薬を飲んでも何の効果もなくお金の無駄になっている、というだけならまだマシです。問題なのは、その必要のない薬が原因で不調に陥っている人が、今やものすごい数になっているということ。私が長年、多数の著書で、「薬に頼らずとも血圧は下がります！」と唱え続けているのは、そういう理由からなのです。

血圧が急激に上がってきたとき、いったん血圧を落ち着かせるために降圧剤が必要な場合もあります。ですが**薬というのはあくまで対症療法として用いられるものであって、症状が治まった後も飲み続けるものではありません**。多くの薬はそのように一時的に用いられているのですが、こと血圧の薬に関しては、ゴールというものがありません。「やめたらまた血圧が上がりますよ」と言われ、死ぬまで飲み続ける人も少なくない。しかし薬剤師の立場から言わせてもらいますと、ゴールがない薬ほど恐ろしいものはありません。だからこそ**「血管を柔らかくする」というアプローチによって、一刻も早く薬をやめるというゴールにたどり着いてほしいのです。**

繰り返しますが、血管を柔らかくしてあげれば、ほとんどの方の血圧は簡単に下がります。反対に薬を飲んで血圧が下がったとしても、それは根本治療ではありません。「加藤式降圧体操」で、今の高血圧を解消するだけでなく、**一生血圧の上がらない体を目指しましょう!**

目次

第4章 あなたの血圧知識、間違ってます！

第5章 血圧を下げる生活習慣

第1章

加藤式降圧体操のやり方

自力で血圧を下げる鍵は、血管を柔らかくする物質・NOにあり。そこで、短時間で簡単にNOの分泌量を増やせる2種類の降圧体操を紹介。毎日続ければ、将来的にも高血圧にならない血管をつくれます！

2種類の降圧体操で血管が若返り、血圧がみるみる下がる！

ノーベル賞の受賞につながった血管を柔らかくする成分「NO《エヌオー》」は、筋肉を硬直させて一度血流を悪くしてから一気にゆるめることで、分泌量が増えることがわかっています。最近では、タオルを握って離す、というハンドグリップ法が話題になっていますが、私は、手や腕だけでなく全身に応用したらより効果があるのではないかと考えました。そこで考案したのが「加藤式降圧体操」です。体の表側と裏側の筋肉を効率よく刺激する「表裏《おもてうら》体操」と、体の4ヵ所の筋肉を椅子に座った状態で刺激できる「部位別体操」の2種類。両方とも非常に簡単な体操ですが、**これだけで血管は柔らかくなり高血圧の解消が期待できる**ので、ぜひ行ってみてください。

加藤式降圧体操はこの２種類

❶ 表《おもて》裏《うら》体操

- 体の表側と裏側の筋肉を一度に効率よく刺激できる
- 体幹の筋肉が鍛えられ、体質改善ができる
- 寝た状態で行う

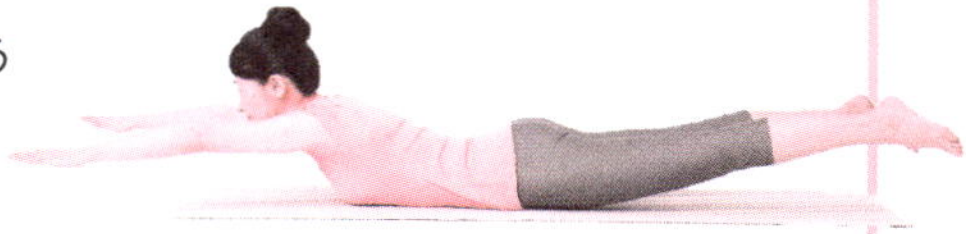

❷ 部位別体操

- 胸、お腹、背中、太ももの４ヵ所の筋肉を刺激する
- 太い血管のある筋肉を刺激するので、即効性が期待できる
- 椅子に座って行う

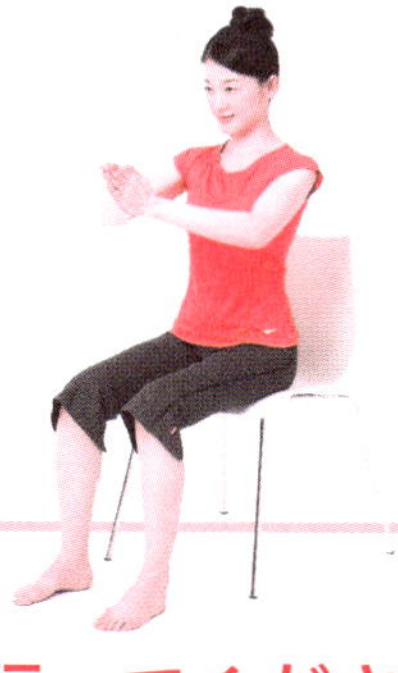

○できれば、両方を毎日行ってください
○一日に何回行ってもかまいません

降圧体操で血管が柔らかくなり、血圧が下がる理由とは？

「加藤式降圧体操」は、筋肉を硬直させることによって、効率よくNOを分泌させるというものです。筋肉を硬直させると、血管が圧迫されます。そうして一旦血流を悪くしておいてから力を抜くと、血管が開いたときにせき止められていた血液が一気に流れ出します。この**勢いのよい血流が刺激となって、血管内皮細胞からNOがたくさん分泌される**というわけです。

NOは、運動して血流をよくすれば分泌が増えます。医者は、「毎日8000歩以上歩いてください」などと言いますが、なかなか難しいですよね。でも加藤式降圧体操なら、短時間ででき、動きも非常に簡単ですから、忙しい方や筋力のない高齢の方でも続けていただけると思います。

加藤式降圧体操で血圧が下がる仕組み

❶

筋肉にギュッと力を入れて
一時的に血管を圧迫させる

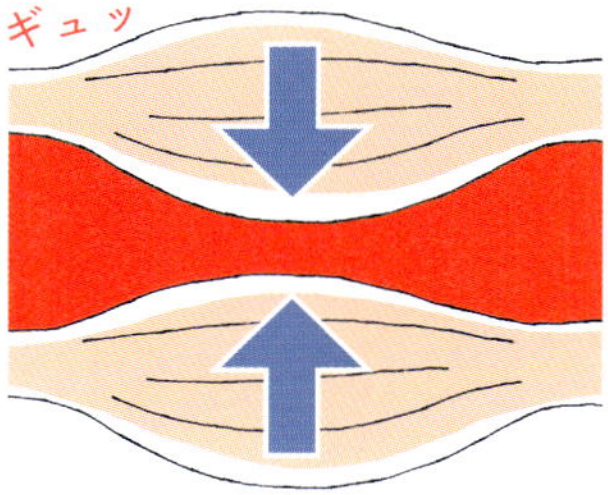

❷

力をゆるめることで、
勢いよく血液が流れ
血管の内皮細胞が
刺激される

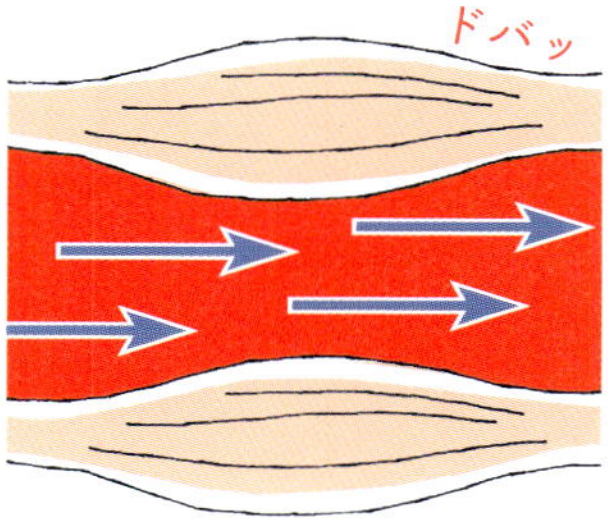

❸

血管の内皮細胞から
NOが分泌され、
血管が柔らかくなり、
持続的に血流がよくなる
ことで血圧が下がる

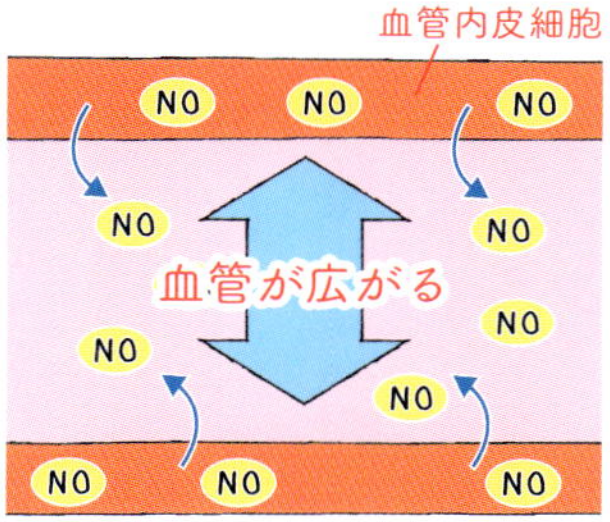

表《おもて》裏《うら》体操

全身の筋肉が増えて、将来的にも血圧が上がらない体に！

表裏体操は、たった2つのポーズで全身の筋肉を硬直させNOの分泌を増やすという、非常に効率的な体操です。行った直後から血圧が下がることが期待できますが、どちらかというと、毎日続けていただくことによって将来的にも血圧が上がりにくい体をつくることを目的としています。

筋肉は積み重ねです。きつい人は5秒でもいいので毎日続けてください。目標は1分。1ヵ月もすれば、体が変わってきたと実感できるはずですよ。

表裏体操のポイント

- 血圧の計測直前を避ければ、一日の中でいつ行ってもかまいません。
- 一日朝と晩の1回ずつが基本ですが、何回行ってもかまいません。
- できる秒数から始めてください（最低5秒から5秒ずつ増やしていき、目標は1分です）。
- 布団の上は柔らかすぎるので、NG。
床や畳、カーペットの上などで行ってください。
- 「裏」の体操で腕が上がらない人は、肩回しをしてから行ってください。

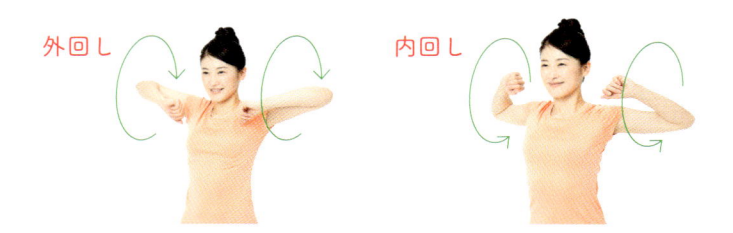

※気分が悪くなるなど、体調に異変が出た場合は中止してください。

表

おもに体の前面の筋肉を鍛える体操。この体操がきついと感じる人は、腹筋や脚の筋肉が落ちている証拠です。

1 仰向けに寝て手は軽く握る

仰向けに寝ます。手のひらは上に向け、軽く握る程度でOK。１回深呼吸をすると、血流がよくなって効果が高まります。

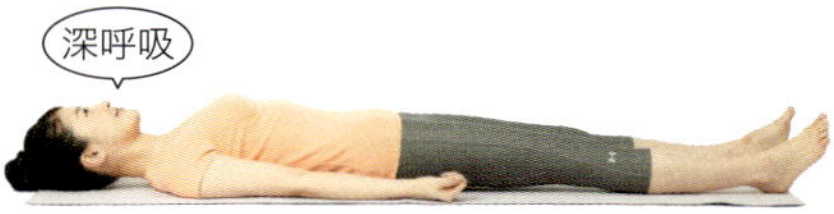

2 頭と両手足をゆっくり上げる

5秒
（目標１分）
キープ

頭と両手足をゆっくり上げ、浮かせます。頭も足も20cm以上は上げないこと。この状態を最低５秒、１週間に５秒ずつ増やしていきましょう。

自然な呼吸で
行ってください。

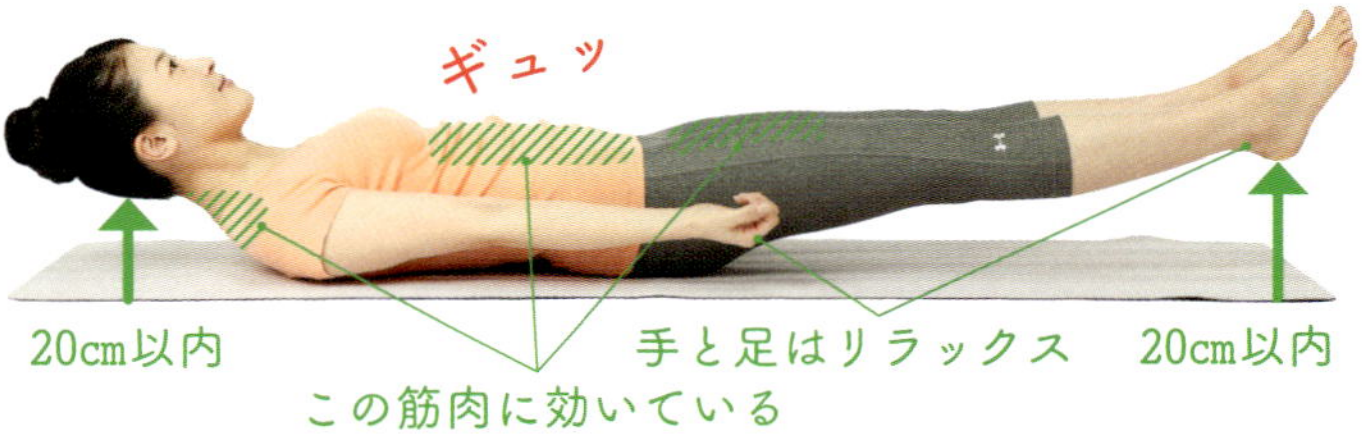

＼これはNG／

頭と足の高さがバラバラ

足だけ高く上げてしまう人が多いですが、それだと効かせたい筋肉に効きません。頭と足の高さをそろえましょう。

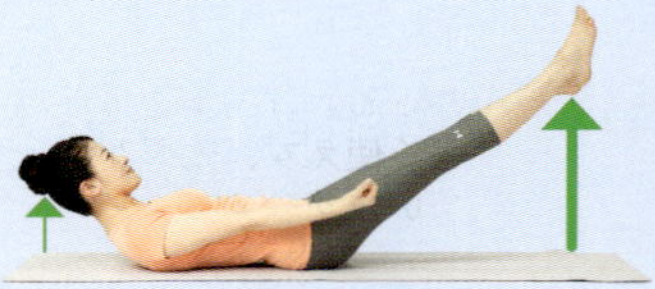

裏

肩から背中、お尻、太もも、ふくらはぎまで、体の裏側の筋肉を一斉に鍛える体操。

1 バンザイをしてうつぶせで寝る

バンザイの状態で、床にうつぶせに寝ます。１回深呼吸をすると、血流がよくなって効果が高まります。

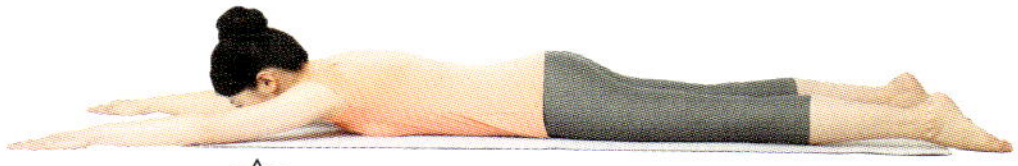

2 両手両足をできる限り上げる

5秒（目標１分）キープ

両手両足を上げられるだけ上げます。この状態を最低５秒、１週間に５秒ずつ増やしていきましょう。

自然な呼吸で行ってください。

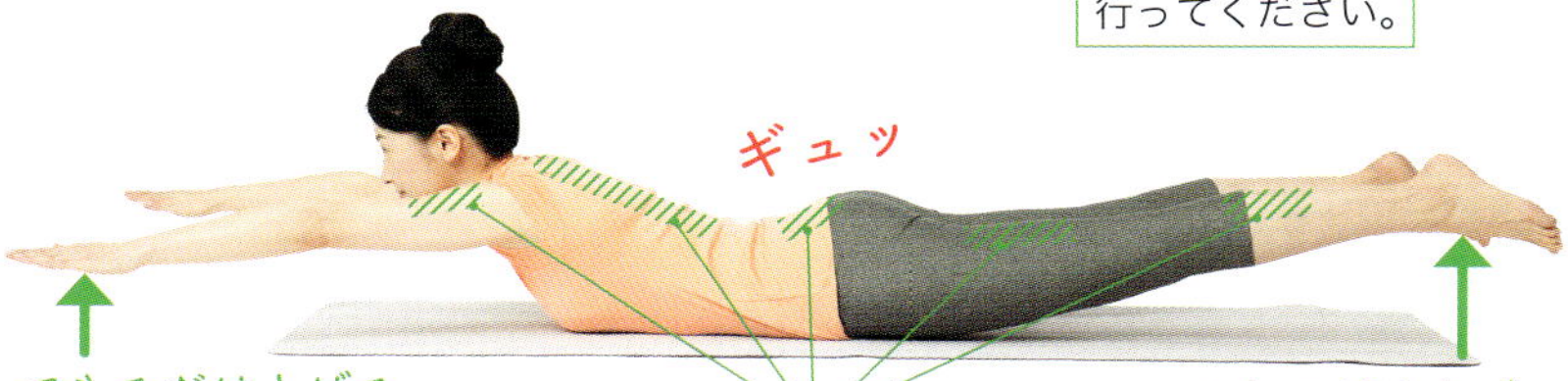

＼これはNG／

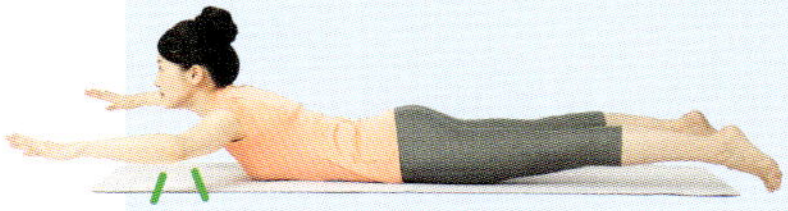

ひじが曲がり頭だけ上がっている

ひじを曲げると背中全体の筋肉が効率よく使えず、効果が減少してしまいます。

部位別体操

短時間で効果を出したい、という人には部位別体操がお勧め

表裏体操が長期的な目で見て高血圧になりにくい体をつくるのに対して、こちらの部位別体操は、即効性が期待できます。というのも、こちらは部位別に大きな筋肉に働きかける体操だから。大きな筋肉には太い血管が走っていますから、よりＮＯの分泌量を増やすことができるのです。

またこちらは椅子に座ってできるので、仕事の合間などにも行えます。１ポーズ10秒と短時間で効果も早い、忙しい人にお勧めの体操です。

部位別体操のポイント

- 血圧の計測直前を避ければ、一日の中でいつ行ってもかまいません。
- 一日各１回が基本ですが、何回行ってもかまいません。
- それぞれ10秒間キープしてください。

※気分が悪くなるなど、体調に異変が出た場合は中止してください。

刺激を入れるのはこの４ヵ所

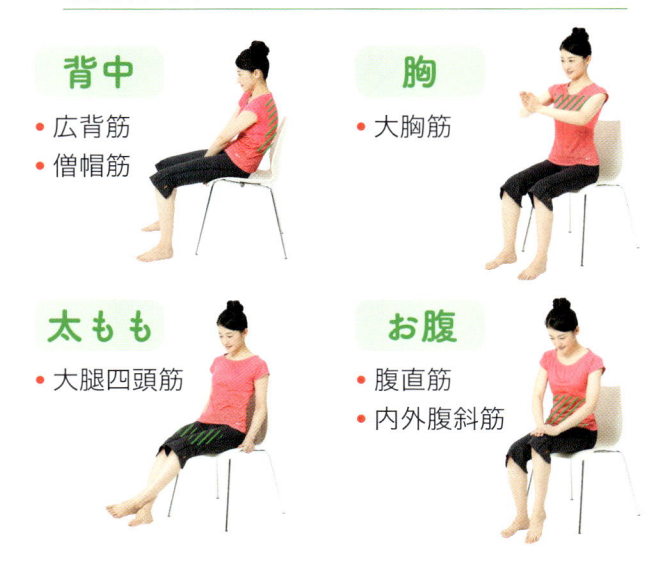

背中

- 広背筋
- 僧帽筋

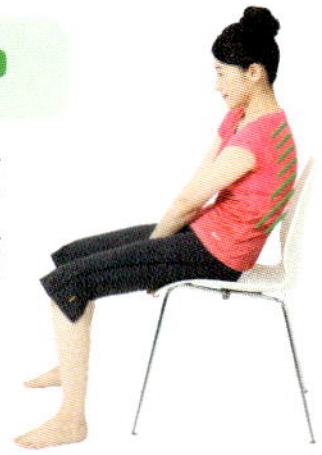

胸

- 大胸筋

太もも

- 大腿四頭筋

お腹

- 腹直筋
- 内外腹斜筋

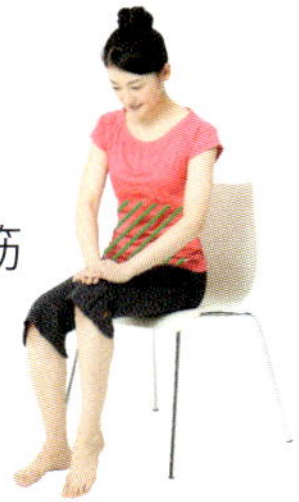

部位別体操① 胸

大胸筋を刺激する体操。心臓に近いのでとくにお勧めです。血圧を下げる以外に、バストアップにも効果的。

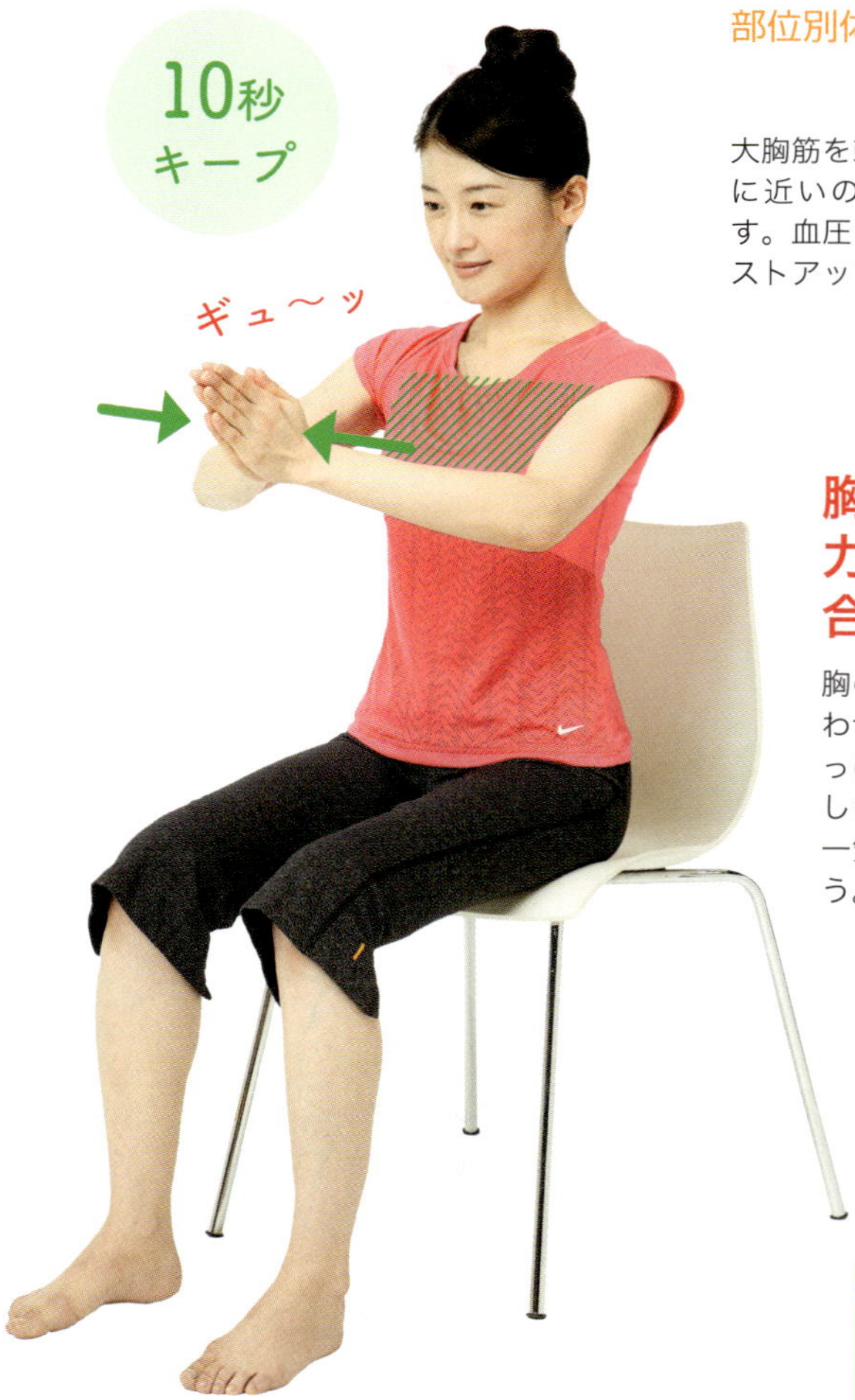

胸の前で力を入れて合掌する

胸の前で手のひらを合わせ、ギューッと力いっぱい押し合うようにします。10秒たったら一気に力を抜きましょう。

10秒キープの際はなるべく呼吸は止めてください。

＼横から見ると／

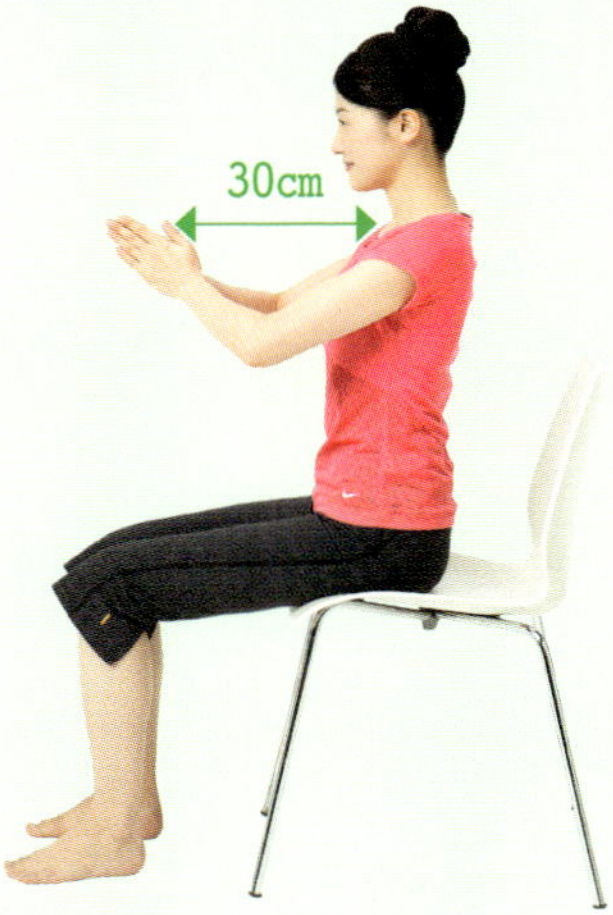

OK

手は胸から30cm離す

手のひらの位置は、胸から30cmくらい離しましょう。そうすると胸の筋肉にしっかり負荷がかかり、効果が高まります。高さは、胸と同じに。低すぎても高すぎても×です。

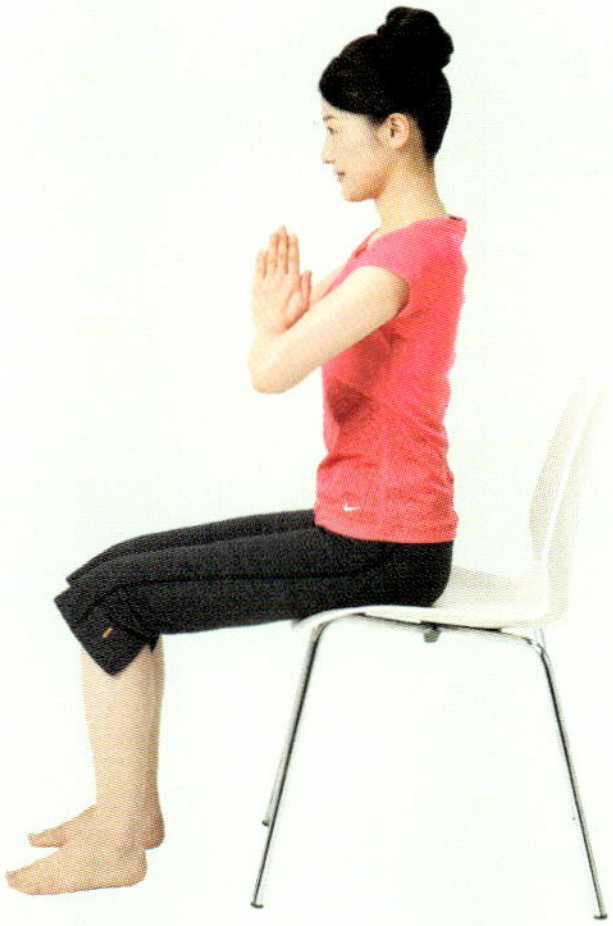

NG

手の位置が近すぎると胸の筋肉に効かない

手のひらを合わせるとき、ひじを曲げて胸の近くに持ってこないよう注意。腕のほうに力が分散されてしまい効果が減少します。

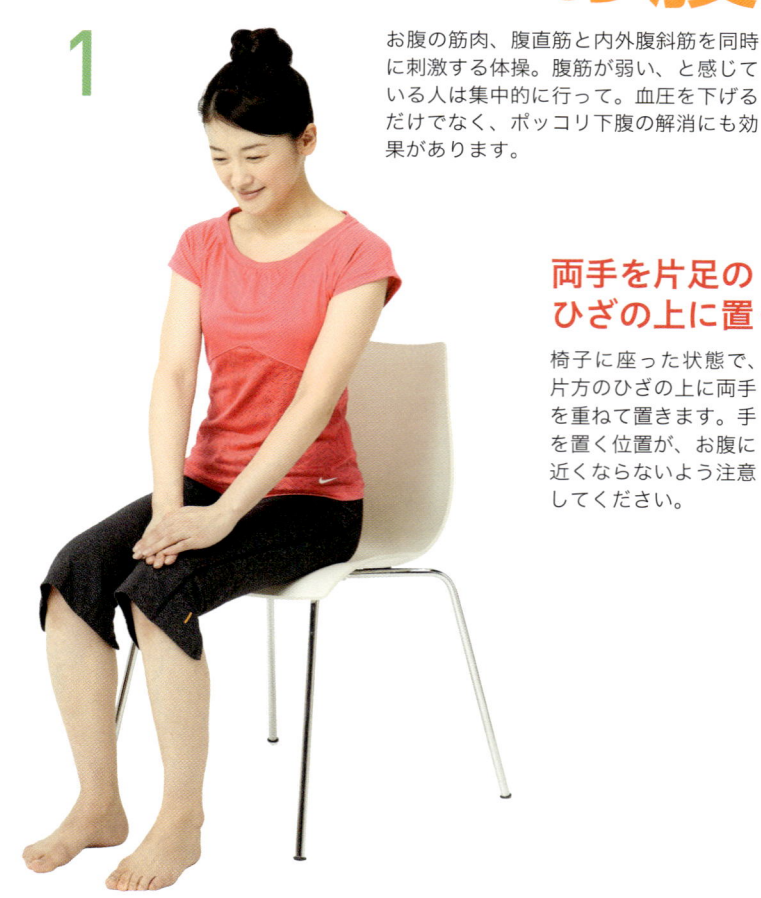

部位別体操② お腹

1

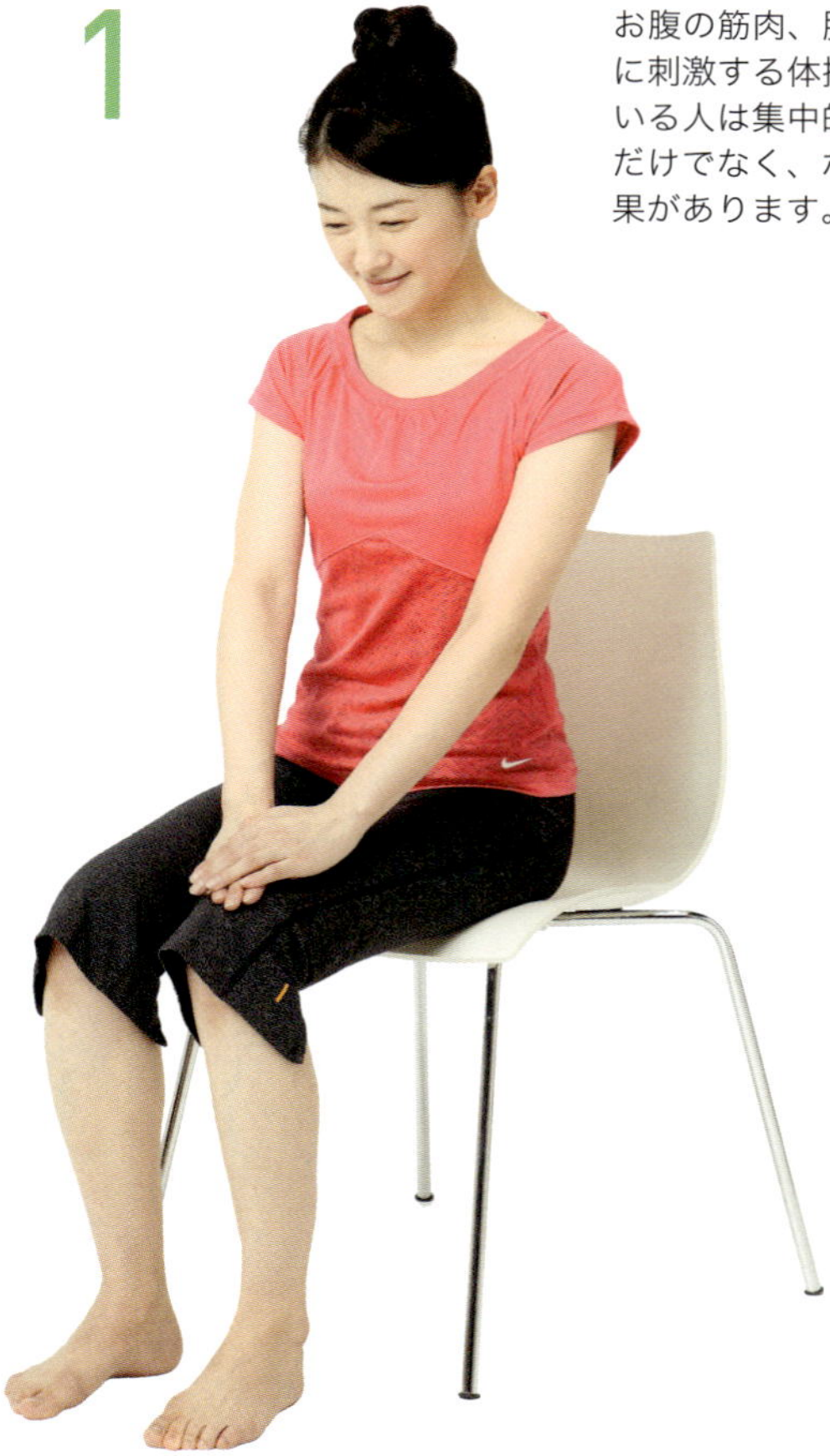

お腹の筋肉、腹直筋と内外腹斜筋を同時に刺激する体操。腹筋が弱い、と感じている人は集中的に行って。血圧を下げるだけでなく、ポッコリ下腹の解消にも効果があります。

両手を片足のひざの上に置く

椅子に座った状態で、片方のひざの上に両手を重ねて置きます。手を置く位置が、お腹に近くならないよう注意してください。

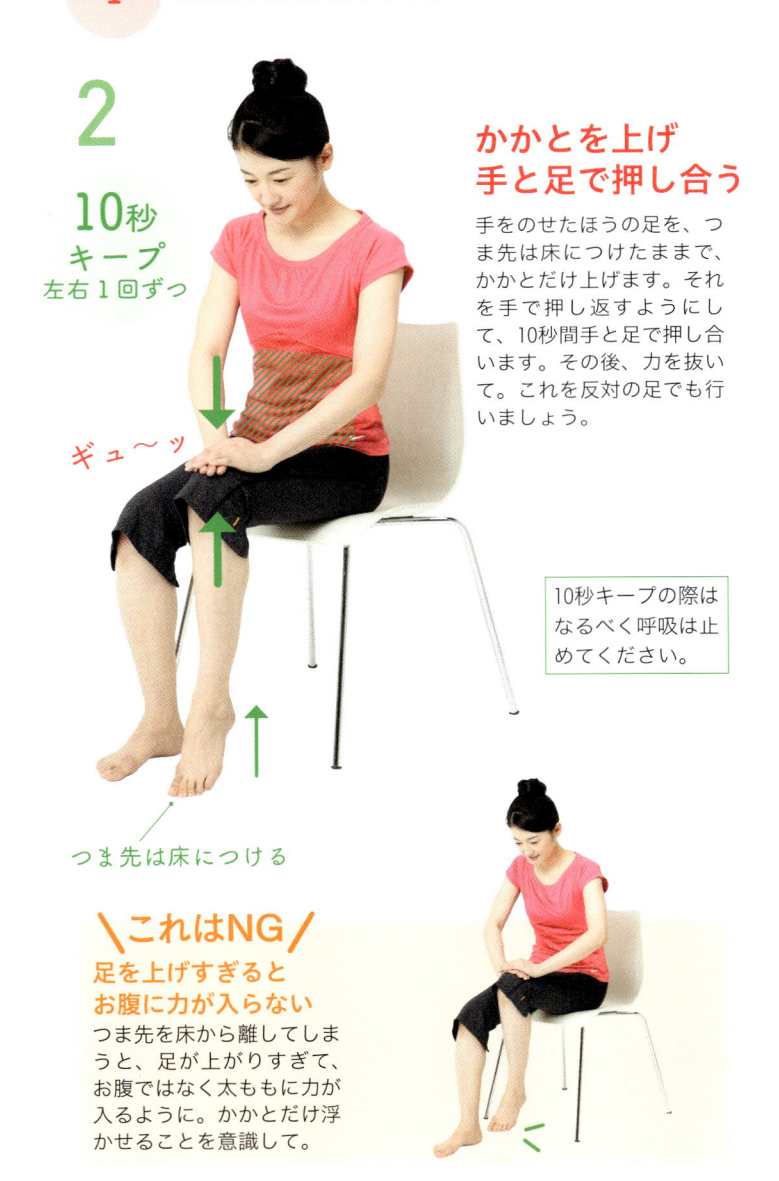

2

10秒キープ
左右1回ずつ

かかとを上げ 手と足で押し合う

手をのせたほうの足を、つま先は床につけたままで、かかとだけ上げます。それを手で押し返すようにして、10秒間手と足で押し合います。その後、力を抜いて。これを反対の足でも行いましょう。

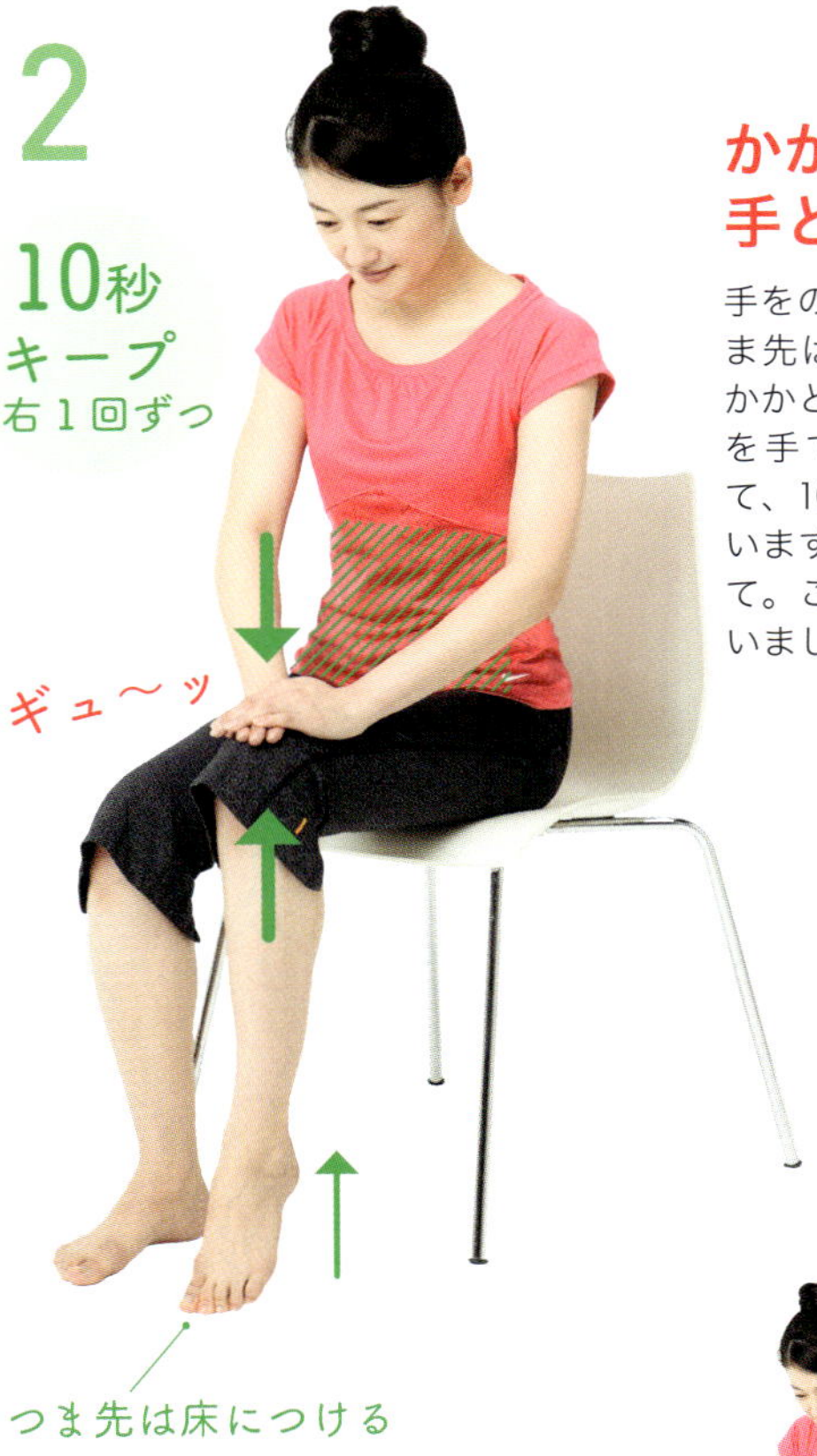

10秒キープの際はなるべく呼吸は止めてください。

＼これはNG／

足を上げすぎるとお腹に力が入らない

つま先を床から離してしまうと、足が上がりすぎて、お腹ではなく太ももに力が入るように。かかとだけ浮かせることを意識して。

部位別体操③ 背中

年齢とともに一番筋肉が落ちてくるのが背中。背中を一度に、かつ広範囲に鍛えることは難しいものですが、これなら仕事の合間にも簡単に行えます！

1

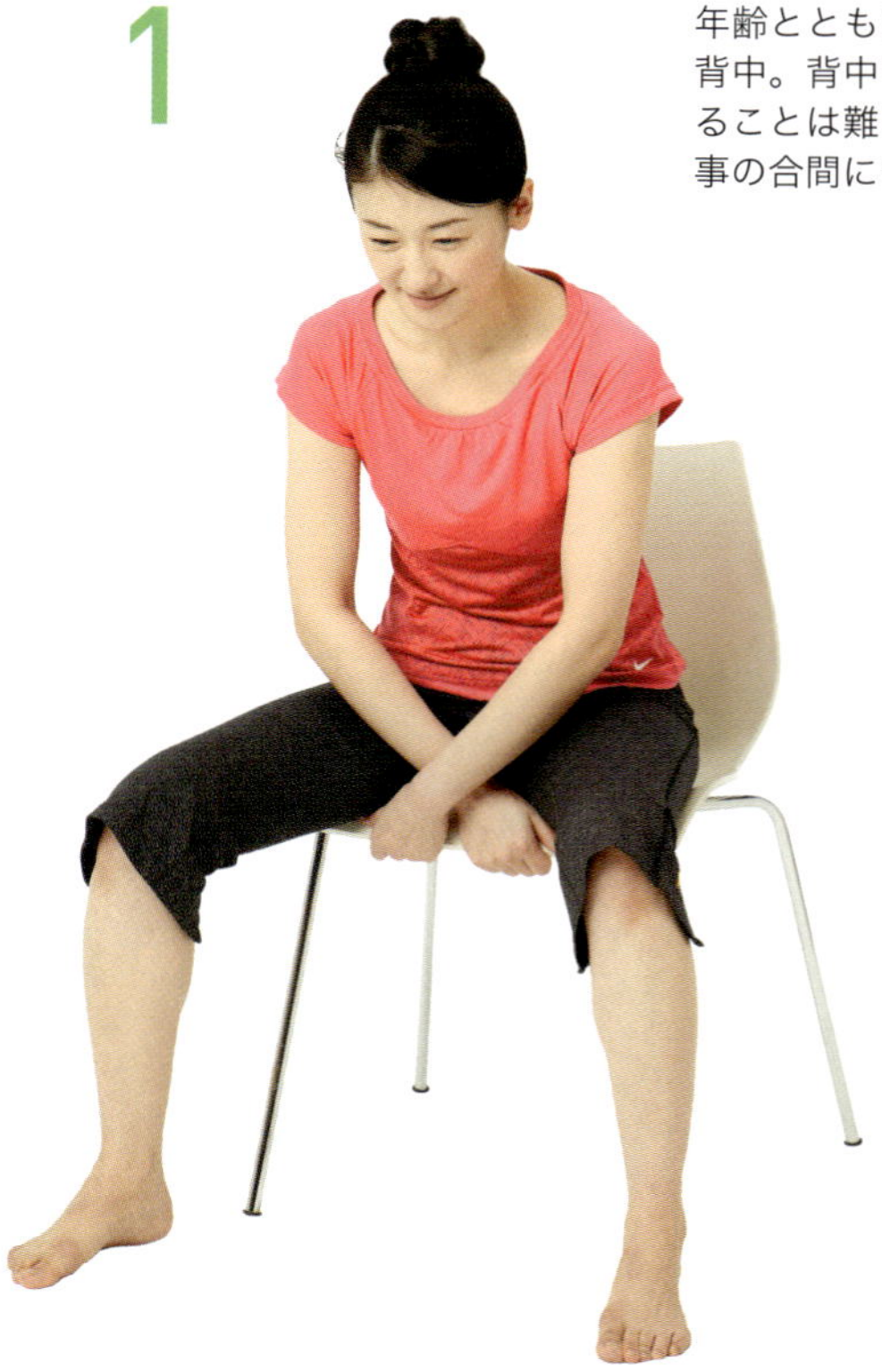

椅子に浅く座り前のふちをつかむ

少し背中を丸めた状態で椅子に浅めに座り、手をクロスさせて椅子の前側をつかみます。

＼横から見ると／

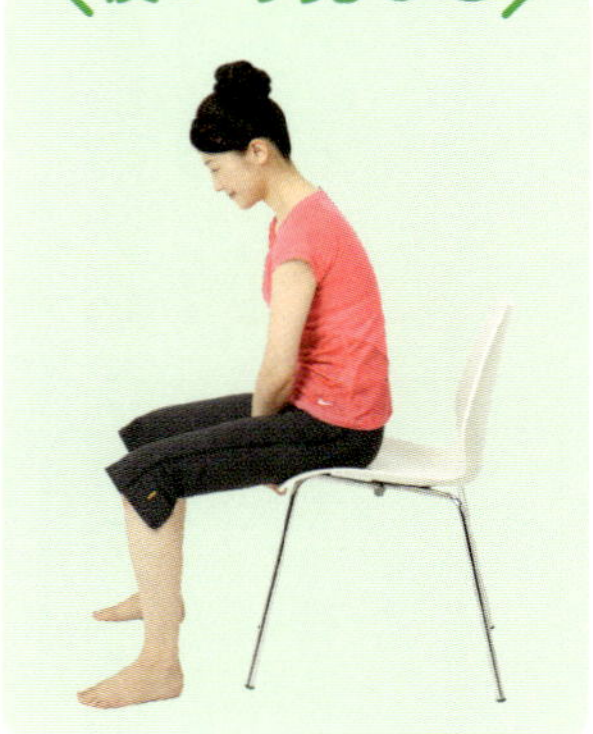

2

10秒キープ

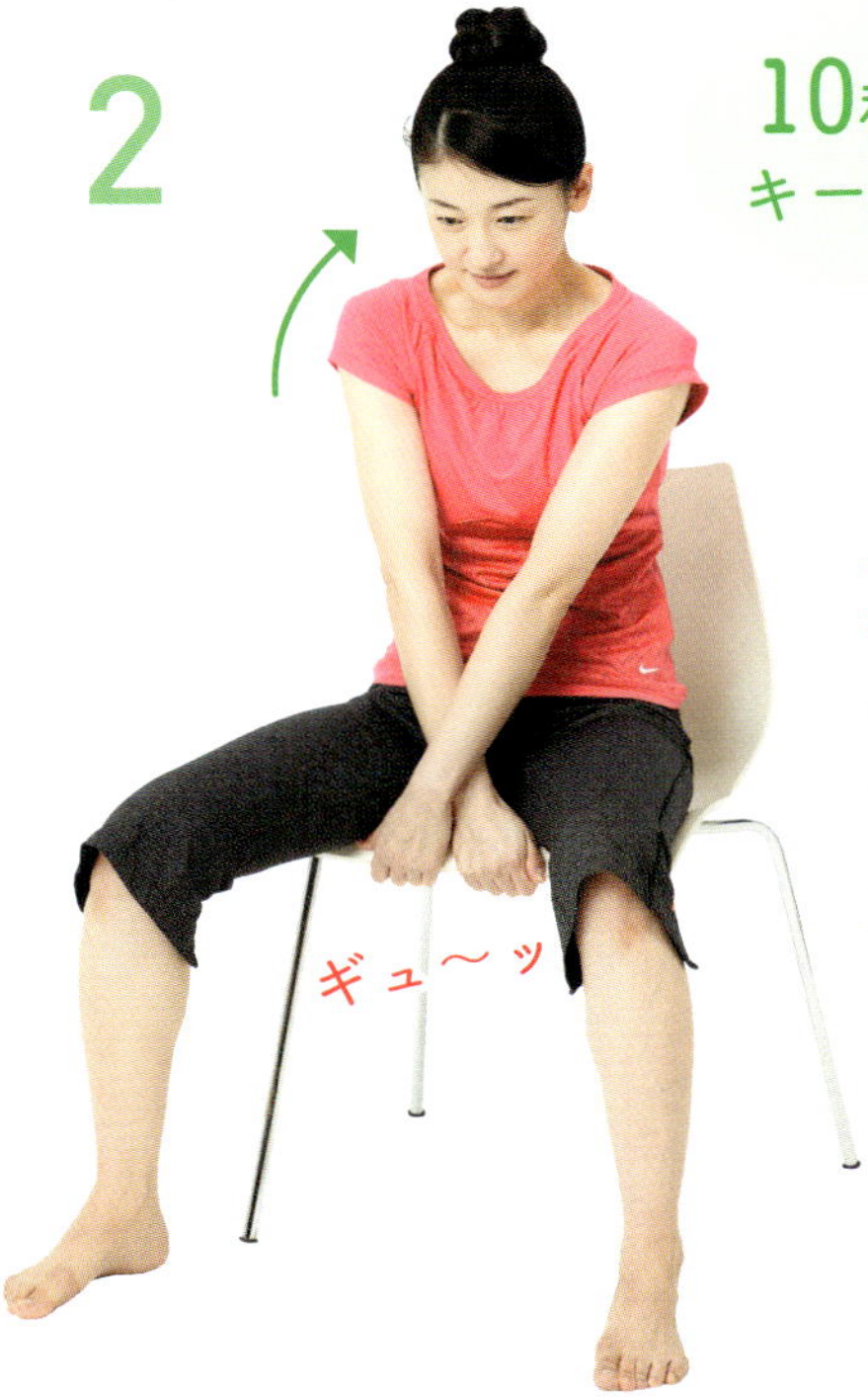

ふちをつかんだまま後ろに体を倒す

背中を少し丸めた状態のまま、椅子のふちをしっかりとつかんで、上半身だけ後ろにぐっと倒れていき、10秒キープ。その後、力を抜きます。

10秒キープの際はなるべく呼吸は止めてください。

横から見ると

NG

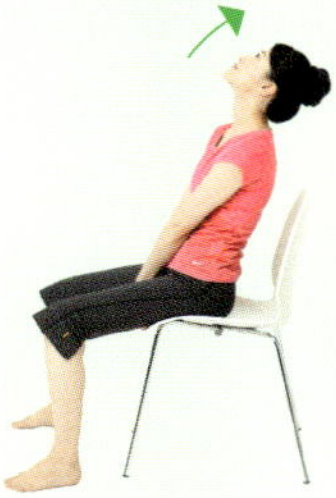

頭だけ後ろに倒すと背中が伸びない

顔を上に向けて椅子を引っ張ると、背中が伸びず、肩だけに力が入ってしまうので注意！

OK

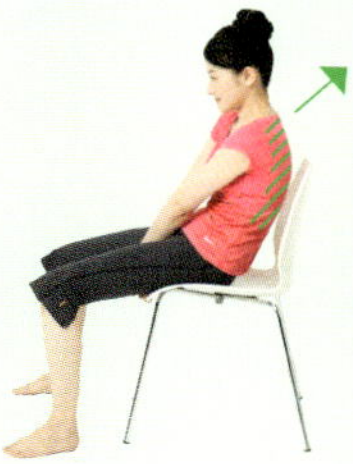

背中を丸めて後ろに倒れる

背中は少し丸まった状態が◎。顔はやや下向きで、上半身を後ろに倒すような意識で行うと、しっかり背中全体が伸びます。

部位別体操④ 太もも

太ももは心臓から遠い筋肉。ここを鍛えてさらに血管を柔らかくすることで、心臓への負担を減らすことができます。

1

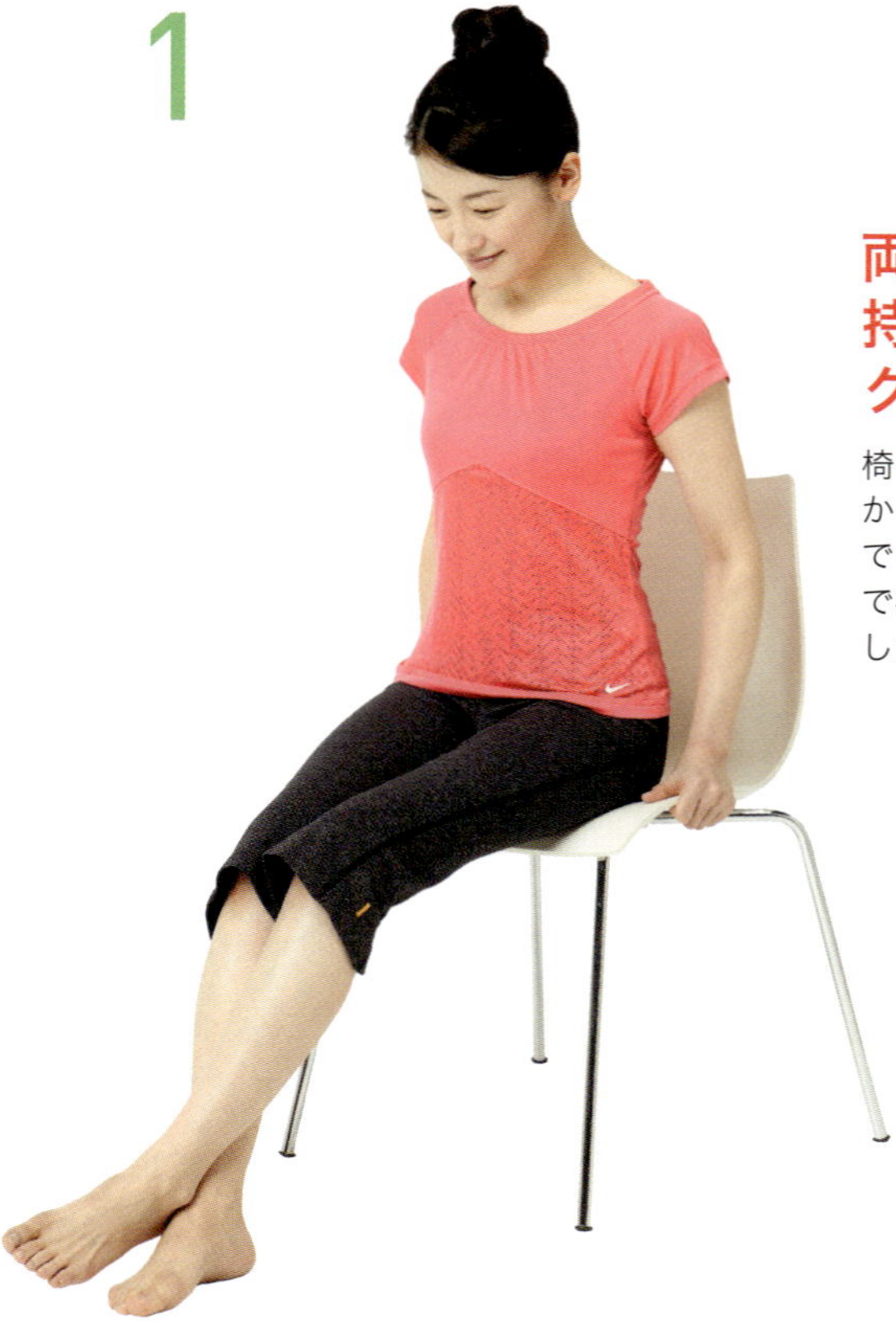

両足を持ち上げてクロスさせる

椅子に座り、両足を床から少し浮かせた状態でクロスさせます。手で椅子をつかむと安定します。

＼これはNG／

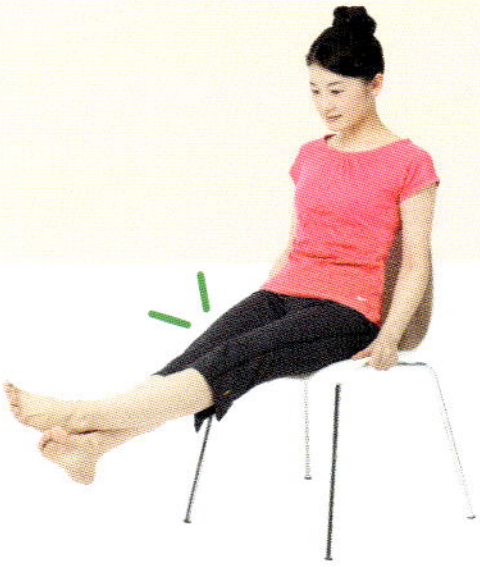

ひざを伸ばすと効果がなくなる

ひざを伸ばしすぎると、太ももに力が入らず効果がなくなってしまうので、ひざは少し曲げて行ってください。

2

上の足と下の足が押し合うように力を入れる

足を少しだけ上げ、上の足は下方向に、下の足は上方向に力を入れて、両方の足で押し合います。太ももに負荷がかかっているか意識しながら行って。10秒キープしたら力を抜き、足を組み替えて同様に10秒押し合います。

10秒キープ
左右1回ずつ

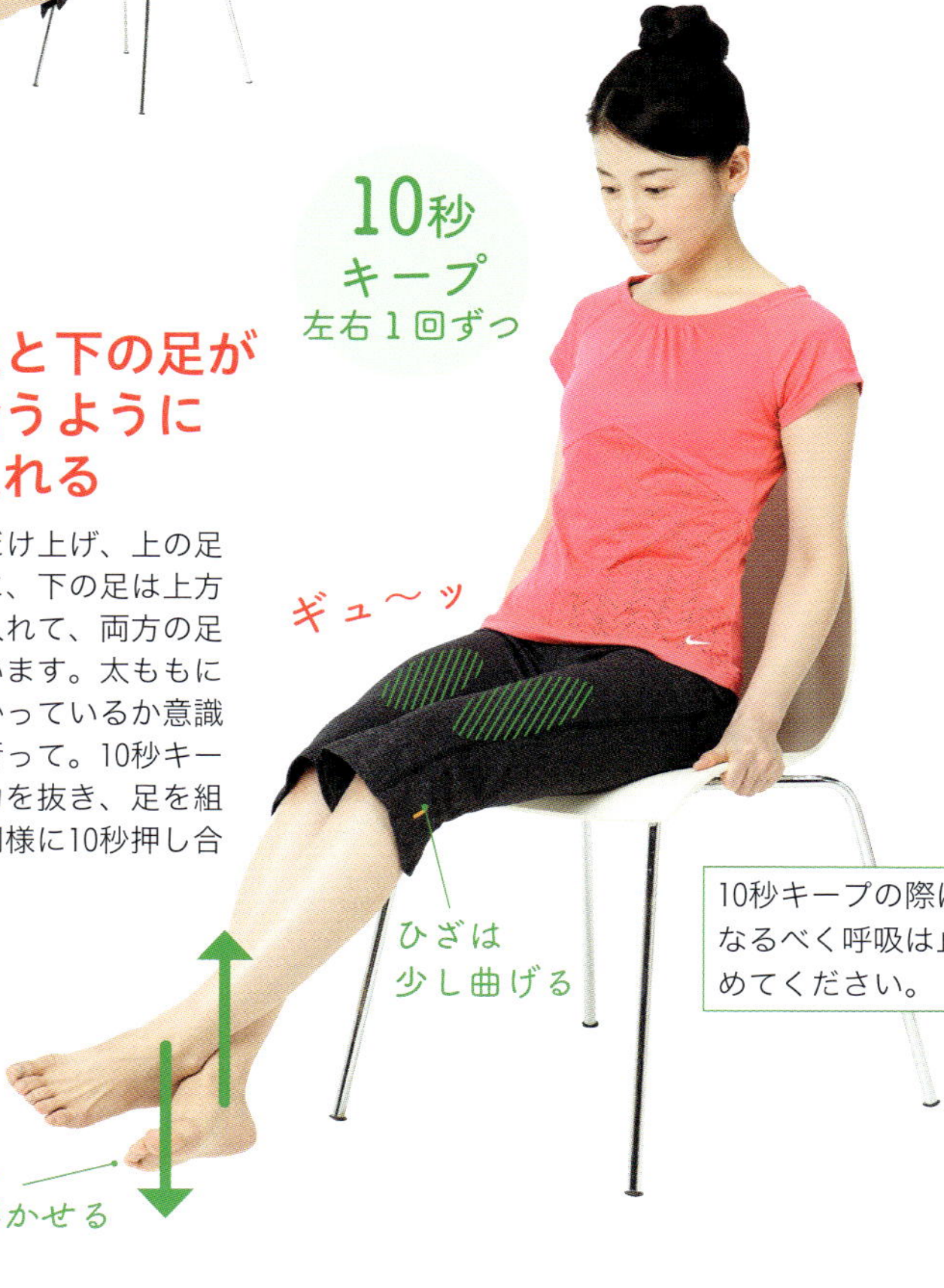
ギュ～ッ
ひざは
少し曲げる
足は床から
少しだけ浮かせる

10秒キープの際はなるべく呼吸は止めてください。

コラム

高血圧には高血圧に特化した運動を！

「高血圧にはどのような運動がいいですか？」と医者に相談すると、大抵はウォーキングを勧められます。たしかに自力で歩くこと自体が〝運動〟という高齢者にとっては、歩くだけでも筋トレになりますから、それによって血管も鍛えられ血圧が下がることが期待できるでしょう。でも通勤などでよく歩いているような人の場合、ウォーキング程度では大きな効果は見込めません。

私も試しに１年間毎日ウォーキングを続けたことがあるのですが、血圧も体脂肪率もまったく変わりませんでした。やはり血圧を下げたいのなら、筋トレをしたり走ったりして筋肉に負荷をかける必要があるのだ、と痛感したものです。

しかし、走るとなると膝が悪い人もいますし、筋トレのためにジムに行く時間なんてない、という人も多いことでしょう。そんな人のために考案したのが、**自宅で短時間で行えて、かつ筋肉にピンポイントに負荷をかけられる、降圧に特化した体操**なのです。

「自力で血圧を下げたい！」と思っているなら、大変なウォーキングを行う前に、ぜひ降圧体操を試してみてほしいと思います。

第2章

降圧体操で血管が若返り、血圧が下がる理由

血圧を下げるには、血管を柔らかくする物質「NO」の分泌量を増やすことが大事。この章では、そのNOの働きや、なぜ「加藤式降圧体操」がNOの分泌を促すのかについて、詳しくわかりやすく解説します！

そもそも血圧が高いってどういう状態？

日本人の約４３００万人、つまり約3人に1人が悩まされているという高血圧。そもそも、なぜ高血圧になるのでしょう？　そこでまずは、血圧そのものについて簡単に説明したいと思います。

血圧とは、血液が血管を流れるときに、血管の壁にかかる圧力のことを言います。私たちの体は、頭のてっぺんからつま先まで新鮮な酸素や栄養を必要としています。それを力強いポンプ作用によって、血液に乗せて全身に送り出しているのが心臓です。

その心臓は、収縮と拡張を繰り返しています。血圧を測定するとき、最高血圧

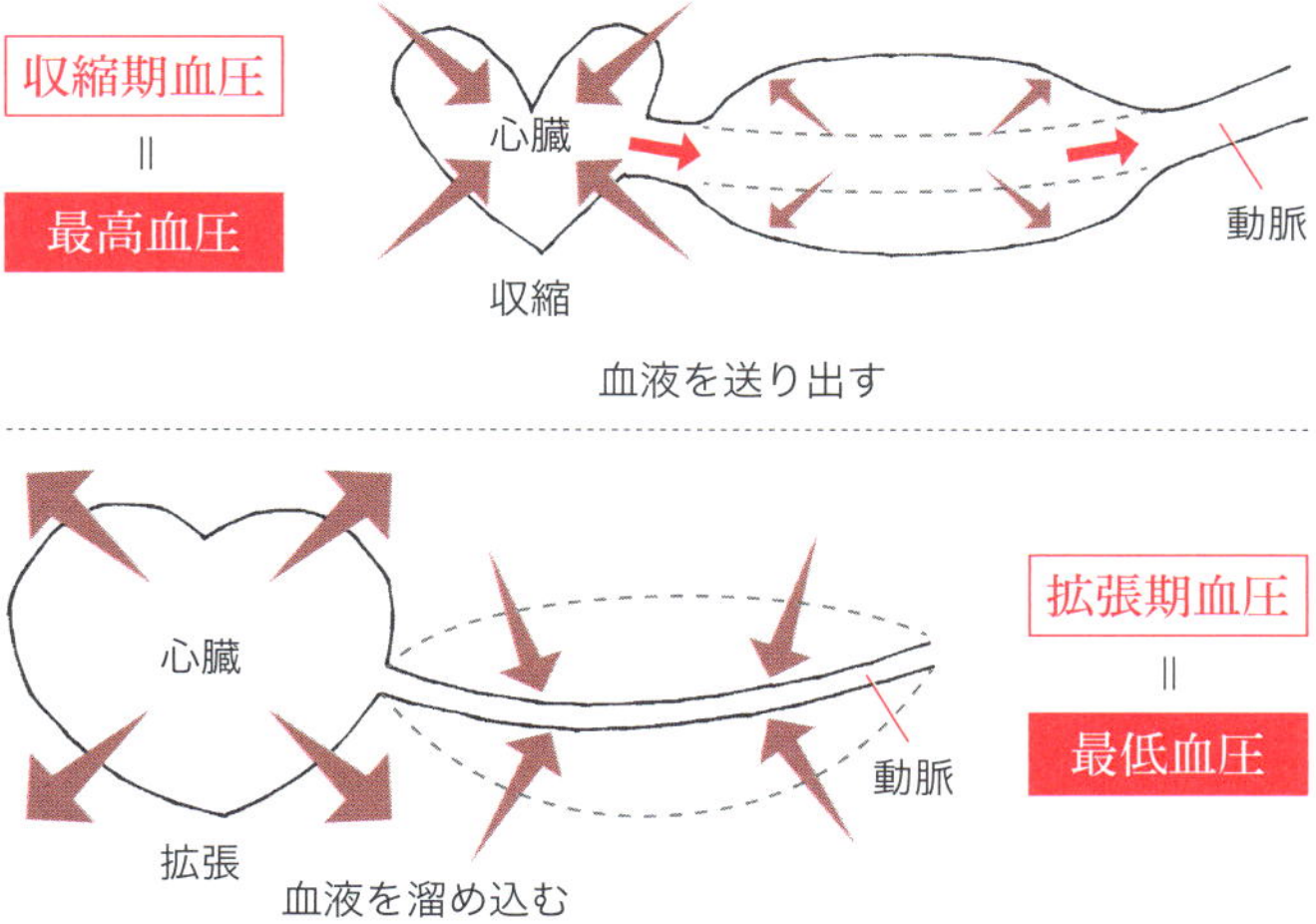

と最低血圧の２つの数値を測るのはこのためです。

▲**最高血圧**＝心臓が収縮して血液を送り出したとき動脈に加わる圧力で、高いほうの数値

▲**最低血圧**＝心臓が拡張して血液を溜め込むときに動脈に加わる圧力で、低いほうの数値

心臓は収縮して全身に血液を送り出し

た後、今度は拡張して血液を心臓に溜め込み、また新しい酸素や栄養を乗せて送り出す、これを繰り返しているのです。そのため最高血圧のことを「収縮期血圧」、最低血圧のことを「拡張期血圧」とも言います。

血圧が上がる原因って？

心臓の収縮と拡張によって血液が流れるとき、血管壁に強い圧がかかれば、血圧は高くなります。これが高血圧の仕組み。非常にシンプルです。ではなぜ、血管壁に強い圧がかかるようになるのでしょう？

その最大の要因は、血管が硬くなること、そして、それによって心臓が高いポンプ力を必要とするということにあります。

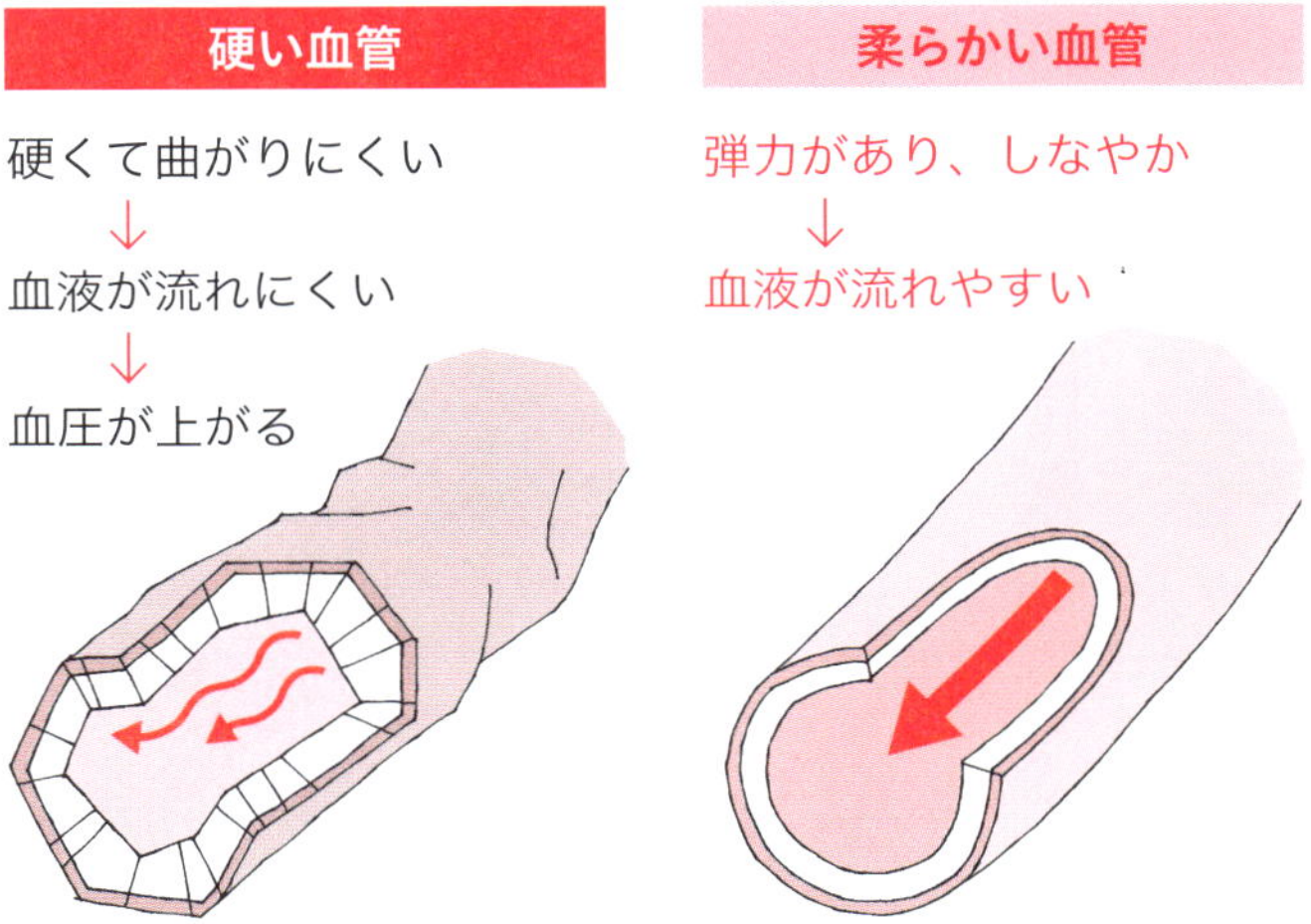

血管が柔らかく、血液がスムーズに流れる状態であれば、心臓は少ないポンプ力で効率よく血液を流すことができるので血圧もそんなに高くはなりません。

反対に血管が硬ければ血液がスムーズに流れませんから、心臓は血液を送り出すのに強いポンプ力を要し、血圧も上がってしまいます。

ですから**血圧を下げるには、血管を柔らかくしてあげることが不可欠**なのです。

NO《エヌオー》（一酸化窒素）を出せば血管は柔らかくなる！

血管は、平滑筋という筋肉によって構成されています。筋肉ですから歳をとるとだんだんと硬くなっていきますし、使わなければさらに硬くなります。しかし、ストレッチやマッサージなどでアプローチできる背中や太ももの筋肉と違って、血管は直接伸ばしたりほぐしたりということが難しい……。

ところが、１９９８年に**ノーベル賞を受賞**した研究で発見されたある物質の働きによって、血管を柔らかくしなやかにできることが判明したのです。その物質が、**NO（一酸化窒素）**です。

「一酸化窒素」と聞くと、大気中では有毒な危険物質のイメージがありますが、

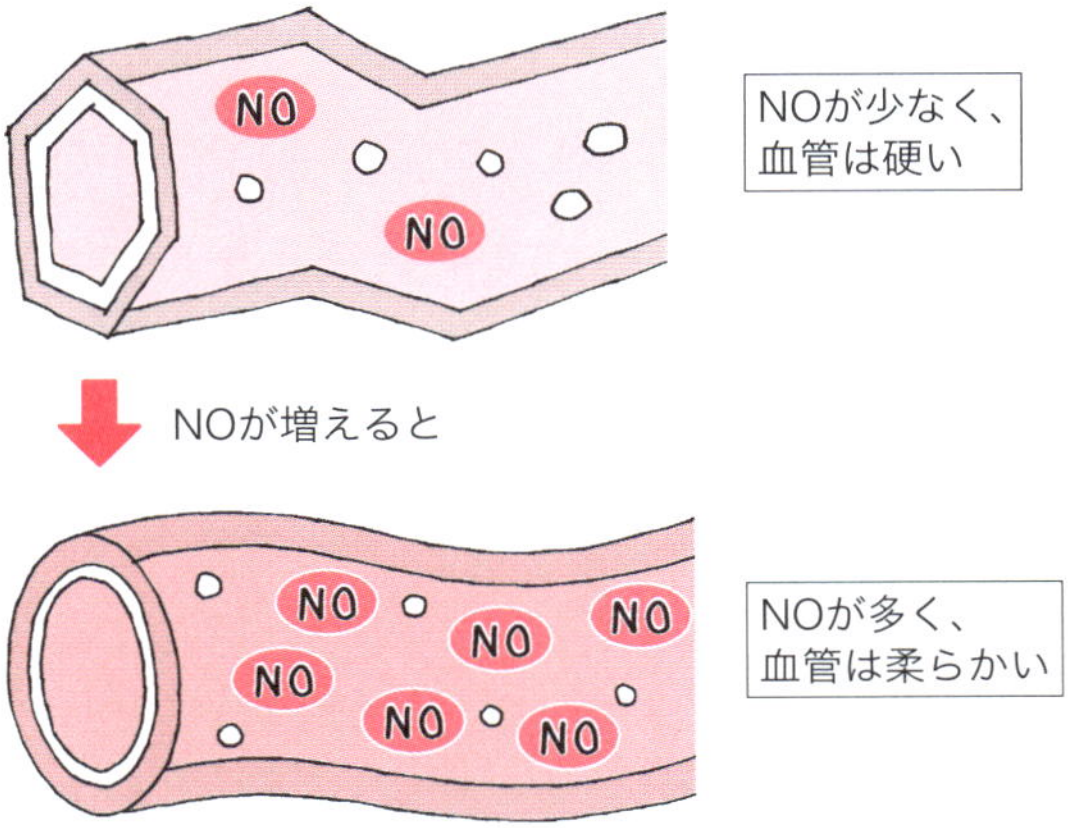

血管が柔らかくなる！

血管にとっては非常に大事な物質です。

このＮＯは、ルイス・Ｊ・イグナロ、フェリド・ムラド、ロバート・Ｆ・ファーチゴットの３名の研究者が発見し、その驚異的な働きから、１９９８年にノーベル医学・生理学賞を受賞することとなった物質です。

ＮＯは主に血管の内皮細胞から分泌され、私たちの体において、実にさまざまで重要な役割を担っているのです。

NOの働き

- **血管を柔軟にして血液がスムーズに流れるようにする**
- **血小板が凝固しないようにし、血栓ができるのを防ぐ**
- **傷ついた血管を修復したり、血管が厚くなるのを防いだりする**

これほど素晴らしい作用をもたらすNO。その分泌量を増やすことができれば、自力で血圧を下げられるだけでなく、将来的に高血圧を予防することも可能なのです。

〈こんなにスゴイ！ NO《エヌ オー》〉

血管を広げる

血栓ができるのを防ぐ

血管を柔らかくする

傷ついた血管を修復

血管が厚くなるのを防ぐ

↓

**NOがたくさん分泌されれば、
血液がスムーズに全身に運ばれるので**

血圧は下がる！

NOはこんなときに出る！

ではNOはどういうときに分泌されるのでしょうか？　それは、血管が拡張するとき。つまり**血流が一気にアップしたときに、血管の内皮細胞が刺激されNOもたくさん分泌される**というわけです。

血流をアップさせるには、運動が効果的です。実際、NOは心拍数を上げて血液の流れを速くすれば分泌されますから、激しい運動を行えばNOを増やすことができるでしょう。しかし普段運動していない人が、いきなり心拍数を上げる運動をしようと思っても、毎日は続きませんよね。そこで私が考案したNO分泌運動法が、第1章で紹介した**「加藤式降圧体操」**です。

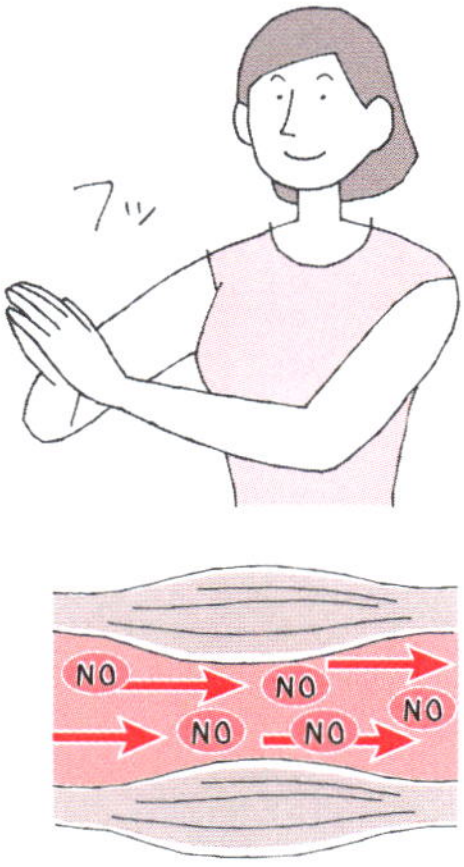

力をゆるめて血流をアップ

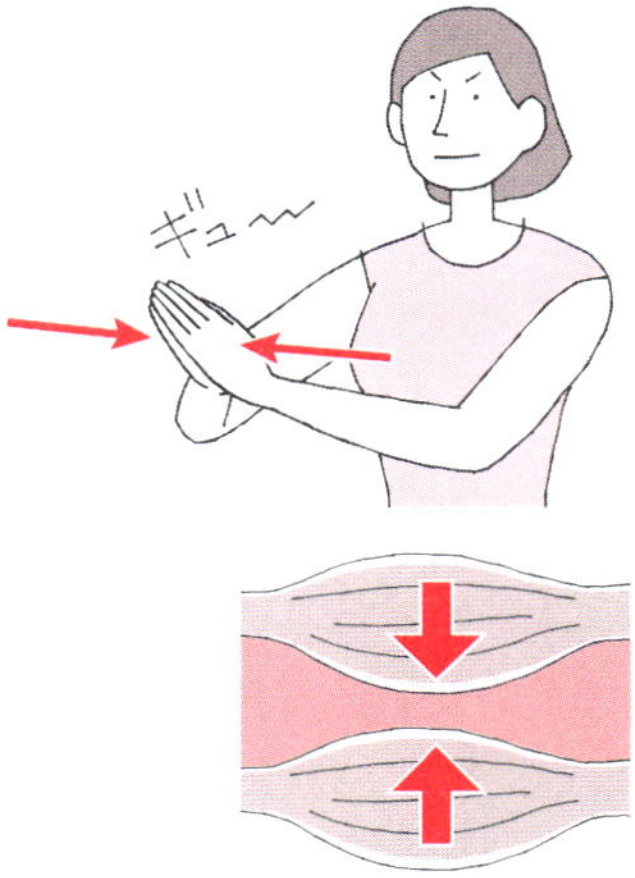

筋肉を硬直させ血管を収縮

血流がよくなるということは、血管内に流れる血液量が増えるということです。たくさんの血液が流れるようにするには血管を広げることが必要ですが、ただ広げるのではなく、**血管を一度ギューッと収縮させてからパッと広げたほうが、せき止められていた血液が一気に流れ出しますから効果的。結果、よりたくさんの血液が流れ、内皮細胞が刺激されることになります。**水道の蛇口にホースをつなげて水を出し、ホースの中間を足で踏んでから離すと、水が勢いよく出ますよね。あれと同じ原理です。

つまりNOを効率よく分泌させるには、一度血管を収縮させて血流を悪くしておいてから一気にゆるめる、ということが大切なのです。


この理論を応用して、「血圧を下げる」と最近話題になっているのがハンドグリップ法です。丸めたタオルなどを手でギューッと握ることで腕の筋肉を硬直させて血管を圧迫し、その後パッと離すことで血液が一気に流れる。それによって血管の内皮細胞が刺激されNOが分泌される、というものです。

ですが、腕の筋肉だけを硬直させるより、全身の筋肉を硬直させたほうが、全身の血管が刺激されてNOの分泌量がもっと増えるはずです。せっかく体操をするなら、効率がよく効果が高いほうがいいですよね？　そこで「加藤式降圧体操」を考案いたしました。

簡単で短時間にNOを出せるという非常に効率的な運動法ですので、高血圧を改善したいと思っている人はもちろん、今は血圧に問題がない人でも、将来的な高血圧を予防するためにぜひ毎日行ってほしいと思います。

2種類の降圧体操で一生血圧を心配しない体に

第1章では、体の表裏それぞれ全面を鍛える体操と、胸、お腹、背中、太ももの4部位を鍛える体操の、2種類の体操を紹介しました。

表裏体操は、**一つの動きで表裏それぞれの筋肉をフル硬直させる**もの。どちらかというと筋トレに近い要素がありますから、毎日続けることによって血管と筋肉の両方が強化され、継続的にNOが出やすい状態をつくることができます。早い人では1週間、遅い人でも1ヵ月ぐらい続けていただければ、血圧が下がり始めることと思います。

一方の部位別体操は、**太い血管がある大きな筋肉に集中的に働きかけるもの**なので、血圧を早く下げたいという人にお勧めです。表裏体操が、やや時間はかかるけれど持続的な降圧効果が出るのに対して、部位別体操は即効的な降圧効果が期待できます。なお、筋肉の質を向上させ、若返らせるという点に関しては、表裏体操のほうが効果が非常に大きいです。

繰り返しになりますが、今現在の血圧を下げる、「即効性」のある部位別体操。筋肉を強化して長期的に血圧が上がりにくくする、「持続性」のある表裏体操。この2つを毎日行うことで、**一生高血圧に悩まされない体をつくっていきましょう!**

降圧体操を行うと他にもいろいろいいことが!

降圧体操は、基本的にはどんな人でも行うことができます。心臓が弱いという人も、1回5秒など短い時間から始めて徐々に時間を長くしていってもらえれば、大丈夫でしょう。降圧体操によってNOが分泌され血管がしなやかになれば、心臓の負担も軽くなるのでぜひ行ってほしいと思います。

また、腰痛を抱えている人も、痛みのない範囲で行っていただければ、むしろ腰痛が軽減する可能性が高いでしょう。というのも腰痛とは、腹筋と背筋のアンバランスから起こっていることが多いからです。腹筋と背筋はペアで動いていますので腰痛になるということは、「腹筋と背筋のバランスが崩れていますよ」というサインでもあります。

私たちの日常生活では、実は腹筋を使うことというのは非常に少ないのです。せいぜい、布団から起き上がるときぐらい。そのため歳をとると、普通に生活しているだけでは腹筋はどんどん落ちていきます。その結果、腰痛を発症する。降圧体操は腹筋と背筋をまんべんなく鍛えますから、腰痛の軽減も大いに期待できるというわけです。

それから降圧体操は、体全体の筋肉を鍛えますから、**血圧以外にも、血糖値や尿酸値といった生活習慣病からくる数値全般の改善が期待できます**。結局、生活習慣病というのは運動不足による筋力低下からくる部分が大きいものです。

また筋肉強化ができれば、多くの女性が悩まされている冷え性も改善することでしょう。血流が改善するので肌ツヤもよくなりますし、表裏体操で体幹が鍛えられるため、姿勢もよくなります。見た目も若々しくなり、まさにいいことずくめですよね！

皆さん、筋肉を鍛えると聞くと「ムキムキになるから嫌だ」とおっしゃいますが、そんなに簡単にムキムキにはなれません。むしろムキムキを目指すぐらい頑張って続けていただきたい、と思うくらいです。

何より、死ぬまで自分の足で歩くということを目指したいと思いませんか？年齢とともにどんどん筋肉が衰えていくことで、やがて自分の足だけで歩けなくなって杖を使うようになり、最後はそれもできなくなって寝たきりになってしまう……そんなのは嫌ですよね。健康でイキイキとした人生を送るためにも、ぜひ降圧体操を行ってほしいと思います。

〈降圧体操の優れた効果〉

- **血管が若返る**
- **血圧が下がる**
- 腰痛の軽減
- 血糖値、尿酸値などが改善
- 運動不足解消
- 冷え性改善
- 姿勢がよくなる
- 肌ツヤがよくなる
- 自律神経が安定して
  気持ちが明るくなる

さらに、身体的な面だけに限らず、**「加藤式降圧体操」は自律神経を安定させますから、精神的にもよい作用があります。**昨今は高齢者のうつ病やうつ症状が問題視されていますが、その要因は精神的なもの以外に、肉体の衰えも大きいと言われています。簡単で毎日続けられる降圧体操で筋力を向上させ、いつまでも元気な心を維持したいものです。

降圧体操を行っても下がらない人は、それがアナタの正常値

NOを増やしてしなやかな血管をつくれば、血液がスムーズに流れるようになりますから、血圧は下がることが期待できます。

ですが降圧体操を行っても、「とくに血圧に変化がなかった」という人もいら

っしゃいます。そのため「自分には効かなかった」と思う人もいるのですが、そうではありません。**下がらなかったということは、下げる必要がない、ということでもあるのです。**

詳しくは第3章でお話ししますが、現代の正常血圧の数値というのは過剰に低く設定されています。そのためとくに不調を感じていないのに、「病院に行ったら高血圧だと診断された」と降圧剤を飲んでいる人は非常に多い。

でも血圧にも個性があります。身長や体重、年齢が違えば、当然血圧だって違ってくるでしょう。それを一概に同じ基準でくくることはできないはずです。つまり降圧体操を行っても血圧が下がらないという人は、それがアナタの現在の正常血圧値である可能性が高いのです。

もちろん常に180㎜Hgを超えていたり、最近急激に上がったという方は、何か大きな病気が潜んでいる可能性があるので病院に行っていただきたいと思いますが（104ページ参照）、そういった高血圧ではなく、とくに体調不良も感じていないという人は、すぐに薬に走るのではなく、そのまま降圧体操を続けてみてください。

加藤式降圧体操　Q&A

Q. 降圧体操は一日のどのタイミングで行うのがよい？

A. 行うタイミングはいつでもかまいません。ただ体操直後は一時的に血行がよくなり血圧が上がりますから、そのタイミングで血圧を測ると正しい数値を知ることができなくなります。ですから、**血圧を測る直前だけは避けてください**。血圧を測った直後に行うとか、夜寝る前に行うとか、時間を決めておくと忘れることもなくてよいかもしれませんね。

Q. やってはいけないのはどんな人？　やったことで血圧が上がったりしない？

A.

降圧体操は、とくにやってはいけない人というのはありませんが、**やっていて息苦しくなった場合は中止してください。**

また、降圧体操を行ったことが理由で、行う前より血圧が上がることは考えられません。もしも**上がったという人がいたら、それは何か別の原因が潜んでいる**

可能性が高いですから、一度病院で受診することをお勧めします。

Q. 降圧体操を行う前にやっておいたほうがいいことはある？

A.

行う前に深呼吸をするとよいでしょう。深呼吸をすると副交感神経が優位になり血流がよくなります。その後に降圧体操で筋肉を伸縮させると、血管により多くの血液が流れるようになって、ＮＯがたくさん分泌されることが期待できます。

Q. どれくらい続けたらよい？

A.

理想を言えば、〝**可能な限りずっと**〟です。人は歳をとるほど筋力が落ちていきますから、何かしら運動を続けることは必要。ですが激しい運動となると、続けることが難しくなりますよね。そこで簡単にあらゆる筋肉を鍛えるにはどうしたらいいかと考え、編み出したのが降圧体操です。

ずっと自力で日常生活を送れるだけの筋力を維持したいなら、そして、一生血圧の数値に振り回されたくないなら、最低限この降圧体操だけは行ってほしいと思います。

こんなに下がった!

加藤式降圧体操

体験者の声

I さん（53歳・女性）

最高血圧	158 mmHg	1ヵ月で	124 mmHg
最低血圧	109 mmHg	1ヵ月で	81 mmHg

上が −34
下が −28

血管年齢

53歳（FMD6.3%） 2週間で 42歳（FMD7.8%）

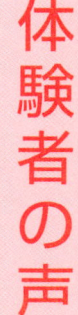

−11歳

体質だと諦めていた高血圧が改善。血管年齢も11歳若返った！

もともと血圧が高い体質で、子供の頃から最高血圧が130台でした。それが年齢とともにジワジワと上がっていき、ここ数年は、上は150台、下は100台というのが当たり前に。食事もバランスに気をつけていたし、睡眠もきちんととっています。だから「体質なので何をしても下がらないだ

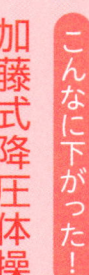

ろう」と諦めていて、そろそろ薬を飲み始めたほうがいいのかな、と考えていたところでした。

ところが加藤式降圧体操を始めたところ、3日目にして133／80に！ その後は150台に戻ったり140台になったりを繰り返しながら、徐々に低下。1ヵ月後には、平均して130台前半／80台になりました。

また今回、FMD検査といって、血管内皮機能を測る検査を病院で受けました。NOがしっかり分泌されていると「%」がアップするそうですが、2週間後に再度検査を受けたところ、1・5%もアップ。お医者さんによると「ちょっと運動したぐらいで普通はこんなに上がらない」とのことだったので、やはり降圧体操は効率的な体操なんだなと思いました。

この結果、血管年齢は11歳も若返り、将来の心筋梗塞、脳梗塞のリスクが大きく減りました。今後も体操を続けて、もっと血管年齢を若返らせたいです！

Hさん（54歳・男性）

上が−56
下が−21

最高血圧	198mmHg	10日で	142mmHg
最低血圧	106mmHg		85mmHg

たった10日で50以上下がるなんてびっくりです！

血圧、血糖値、尿酸値が高く、それぞれ薬を飲んでいます。血圧は両親も祖父母も高い家系で、32歳頃から最高血圧は１５０〜１６０台に。ずっと薬を飲んでいますが、最近は１９０台まで上がることも少なくありませんでした。

実は、半年ほど前に胸が苦しくなって救急車で運び込まれたのですが、心電図もカテーテル検査も異常なし。いつまた同じ症状が起きるかと怯えていました。

降圧体操を始めたところ、嬉しいことに翌日から血圧が下がり始めました。10日ぐらいしてサボると少し上がりましたが、再開したら翌日から下がりました。最近は、朝は１５０台／90台、夜は１４０台／80台で落ち着いているので、薬の卒業を考えています。

表裏体操は、最初は５〜６秒しか持続できませんでしたが、今では40秒できるように。このまま続けたら、血糖値や尿酸値も下がるのではないかと期待しています。

上が－35
下が－20

Aさん（57歳・女性）

最高血圧	156mmHg	2週間で	121mmHg
最低血圧	88mmHg		68mmHg

体操で血圧が下がったので薬を飲まずにすみました！

看護師という職業柄、食事は栄養バランスに気をつけています し、運動も週1の空手を10年間続けています。それなのに高血圧に。

昔はそれほど高くありませんでしたが、昨年から急に上がり始め、最近は、最高血圧は150台が平均値。高い日は170台が出るまでになっていました。

薬を飲んだほうがいいのかな……と思っていたのですが、モニターの依頼があったのでまずは降圧体操にチャレンジ。すると体操を始めた3日後に、127／70まで降下！　その後は、上が130台と140台を繰り返しながらも少しずつ下がっていき、2週間後には平均120台で落ち着くようになりました。

中性脂肪値が高く、すでに高脂血症の薬を飲んでいます。これ以上薬を増やしたくなかったので、降圧体操を試してみて本当によかったと思います。

Kさん（57歳・男性）

上が－57
下が－21

最高血圧	190mmHg	2ヵ月で →	133mmHg
最低血圧	102mmHg		81mmHg

こんな簡単な体操で下がるなんて。途中で挫折しなくてよかった！

今回、降圧体操のモニターにならないかと誘われたことをきっかけに、久しぶりにきちんと血圧を測ったところ、自分の想像をはるかに超えた値で大ショック！　これは何とかしないとさすがにまずいとは思ったものの、仕事の忙しさや飲み会などで、教えてもらった体操はサボり気味になってしまいました。ただ、モニターを依頼してきた担当者からのプレッシャーもあり、しぶしぶ体操を続けたところ、着実に血圧が下がっていったのでびっくり。下がってくると嬉しくなって、毎日体操を続けるようになりました。

ストレスや前日の飲酒の影響で血圧の値は上下しますが、最近では、130台／80台が頻繁に出るように。

体操は一度覚えてしまったら説明を読まなくてもできるので、面倒くさがりの自分にぴったり。部位別体操を仕事中にこっそり行っていましたが、誰にも怪しまれずにできたのがよかったです。

第3章

薬に頼りすぎるのは危険！

加藤式降圧体操の目的は、血管を柔らかくすることで、薬を飲まずに血圧を下げること。そして薬を飲んでいる方には、最終的に薬を卒業してもらうことにあります。ではなぜ血圧の薬を飲み続けるとよくないのか？　その危険性についてお伝えします。

薬で血圧を下げるのは怖い！

「病院に行ったら高血圧だと言われた」といった話は大変よく耳にしますが、実際、日本で高血圧の人はどのくらいいるのでしょう？　高血圧の推定患者数は約４３００万人。平成28年の厚生労働省の「国民健康・栄養調査」によると、男性では実に34・６％、女性では24・８％もの人が、「あなたは高血圧ですよ」と診断されています。

では高血圧だとわかったとき、病院ではどういう対応がとられるでしょう？　多くの医者は「薬を出しましょう」と降圧剤を処方し、それで血圧が下がれば「はい、下がりましたね」と、さも治ったかのようなことを言います。しかし、おかしいと思いませんか？　**これは単に血圧を下げただけの対症療法に過ぎません。治療というならば、原因を特定して薬に頼らない生活に戻さなければならないはずです。**

では、そもそもなぜ血圧が高くなっているのか、そこには必ず何らかの原因があります。

多くは運動不足や加齢により血管が硬くなっていることが原因ですが、何割かは心臓や脳などどこかに不調があり、それが高血圧というサインになって表れているのです。

血管が硬くなっている場合は、降圧体操などの運動を行ってNOを出してあげれば、血圧は正常値に戻ります。**怖いのは、何か病気が潜んでいて血圧が高くなっている場合。これを放っておけば、当然、根本原因の病気は進行します。**

よく高血圧の人が、ある日突然倒れ、最悪の場合は死に至ってしまうことがありますよね。このとき医者は「高血圧が原因」と言いますが、それは全くの逆。**病気があるから高血圧だったのです**。

つまり体は、血圧を上げることによって「ここに病気が潜んでますよ！」と一生懸命知らせていたのです。その警報を薬によって無理矢理切ってしまったことで、病気の存在に気づけなくなってしまった。それはまさに、音がうるさいからとセキュリティサービスの電源を切って、結果、泥棒に入られてしまうのと同じことなのです。

血圧は体の不調を知らせる大事なサインです！

人間の体というのはよくできていて、どこかに不調があるときは、必ず痛みや熱が高くなるといった、不調を知らせるサインを出します。センサーが反応して警報が鳴っているのに、これを無視して患部を治さずに放っておくとどうなるのでしょう？　体はちゃんと痛みのボリュームを上げてきて、気づかせようとします。頭痛薬などの痛み止めが、頻繁に飲んでいると効かなくなってくるのはそのため。薬で無理矢理痛みを消すから、「ちゃんと治して！」と痛みの物質をもっともっと出してくるわけです。血圧も同様。**高血圧というサインを出すことによって、「病気があるよ、治して！」と知らせてくれているのです。**

働き盛りのサラリーマンが突然死をしたとき、よく家族が「直前まで元気だったのに」と言うのを聞いたことがありませんか？　でもきっと本人には自覚があったはずです。だんだん頭痛薬が効かなくなっていたとか、ときどき胸が苦しくなっていたとか。それを周りには見せていなかっただけ。それで「この仕事が一段落したら病院に行こう」と思っていたら、そこまで持ちこたえることができず亡くなってしまうのですね。

巷に言われる〝サイレントキラー〟なんてものはありません。それはただ単に、サインが出ているのに無理をしていたというだけ。自分の体が危機に瀕しているのに、何もせずむざむざと放っておくなんて、体全体を管理している脳はそんなバカなことは絶対にしないものです。

薬で無理に血圧を下げると全身に栄養が行き渡らなくなる！

血圧を下げる薬を飲むことは、体が発しているサインを消してしまう以外にも、多くの危険があります。なぜなら**血圧を下げる薬というのは、血流を悪くする薬でもある**からです。

たしかに血液の流れを弱めれば、血管にかかる圧も減りますから、血圧の数値自体は下がるでしょう。でもここで、そもそもなぜ血液が全身を流れているのか、ということを思い出してください。それは、酸素や栄養を全身に行き渡らせるため。だから私たちは、心臓から離れた脳や指先や足先まで、元気な状態で活動できているのです。

ところが薬によって血液の運搬量を減らしてしまえば、全身に充分な栄養が行き渡らなくなってしまいます。手先や足先といった末端部位は、ものすごく冷えるようになるでしょう。**何より怖いのが、脳への栄養も減ってしまうこと**。だんだんボーッとするようになるし、その状態が続けば、**認知症を発症する可能性も高まります**。また目にも栄養がいかなくなりますから、血圧の薬を飲んでいる人は、**白内障や緑内障といった目の病気を発症することも多いのです**。

そんな薬がいとも簡単に処方され、長期間服用されているなんて、本当に恐ろしい。少しずつでもいいので、一日も早くやめてほしいと心底思います。

血圧の薬だけで何種類も飲んでいる人も！

その薬も、飲んでいるのが1種類ならまだしも、ほとんどの人は、何種類も飲んでいるのが実情。高齢者医薬品適正使用検討会の資料では、**75歳以上の約４人に1人が、複数の医療機関から10種類以上の薬を処方されている**というデータもありました。こういった高齢者の薬の飲みすぎを受けて、厚生労働省はガイドラインに「6種類以上飲むと副作用が出やすくなる」と記載していますが、薬の専門家である私たち薬剤師からしますと、それでも多く、**４種類以上は危険**だと思います。

薬には主の効果と副の効果があり、その配分をうまく調整しながら病気を治していくわけですが、４種類以上飲んでしまうと、どの薬の副作用が出ているのかわからなくなってしまうのです。

この複数処方は、血圧の薬に関してもひどく、**降圧剤だけで2種類も3種類も出されているという人もいます**。血圧の薬以外に、高脂血症の薬や高血糖の薬も出されている、というのならまだわかります。そうではなく、血圧の薬だけで何種類も出ているのです。たとえば心臓に効かせて血圧を下げるものと、血管に効かせて下げるもの、腎臓に効かせて下げるもの、尿をいっぱい出させて下げるもの……といったふうに。

要は、何で血圧が上がっているのか原因がわからないから、いろんな種類のものを飲めばどれかは効くだろう、ということなのです。**そんな飲み方をして、体に何のダメージもないわけがありませんよね……**。

降圧剤の働きと副作用

一般的に処方されている降圧剤についてまとめました。
薬を飲んでいる方は、ご自身の薬が一体どんなものか、
また、どんな副作用があるか、確認してみてください。

主に処方されているもの

カルシウム拮抗薬

働き…血管を収縮させるカルシウムイオンが血管内に入り込むのを抑制し、血管の平滑筋をゆるめることで血管を広げ、血圧を下げる薬。狭心症や心筋梗塞の治療・予防のために開発された。

副作用…動悸、頭痛、ほてり感、浮腫、便秘など。

ＡＲＢ（アンジオテンシンⅡ受容体拮抗薬）

働き…血圧を上昇させる作用を持つ「アンジオテンシンⅡ」の働きを抑制し、血管の収縮、体液の貯留、交感神経の活性を抑え、血圧を下げる薬。

心臓、腎臓、脳の臓器合併症や糖尿病のある人は第一選択となる。

副作用…低頻度だが、妊婦や授乳婦には禁忌。重症腎障害など腎機能に問題がある場合は慎重な投与が必要。

ＡＣＥ阻害薬（アンジオテンシン変換酵素阻害薬）

働き…アンジオテンシンⅠという成分が血圧を上昇させる作用を持つ「アンジオテンシンⅡ」に変換するのを防いで血圧を下げる薬。心筋梗塞の二次予防の第一選択となる。

副作用…空咳。まれに、血管神経性浮腫を引き起こす場合がある。妊婦は禁忌。

利尿薬

働き…血圧が塩分に敏感に反応する性質（食塩感受性）が高いことが原因の高血圧に用いる。体内に塩分がたまると血圧が上昇するため、尿を出すことで水分と一緒に塩分を排出させ、血圧を下げる。心不全を予防する。

副作用…低ナトリウム血症、低カリウム血症、低マグネシウム血症などの電解質異常、耐糖能低下、高尿酸血症、高中性脂肪症など代謝への悪影響。まれに、光線過敏症、血小板減少症。

その他の降圧剤

β遮断薬（αβ遮断薬も含む）

働き…心臓の収縮力を抑えて心臓から送られる血液の量を減らし、血圧調節を担うレニン酵素の活性を抑える。交感神経を抑制することにより血圧を下げる薬。狭心症や心筋梗塞の治療・予防のために開発された。

副作用…気管支ぜんそくなどで禁忌、慢性閉塞性肺疾患で慎重投与。突然中止すると、狭心症あるいは高血圧発作が生じる場合がある。

α遮断薬

働き…交感神経系の伝達物質と血管のα受容体が結合することで血管が収縮するが、そのα受容体を遮断することで、血管の収縮を抑え、血圧を下げる薬。

副作用…初回投与時に起立性低血圧によるめまい、動悸、失神があるため、少量から開始する。

直接的レニン阻害薬（ＤＲＩ）

働き…血圧の上昇に関わるレニン酵素の活性を阻害して血圧を下げる薬。持続的に降圧効果を発揮する。

副作用…血管浮腫、アナフィラキシー、高カリウム血症、腎機能障害。

降圧体操で血圧が下がったら薬をやめていこう!

薬をたくさん飲まなくとも、血管の内皮細胞からNOを出して血管を健康な状態にしてあげれば、血圧は簡単に下がります。ですが皆さんがおっしゃるのが、このひと言です。

「薬はやめたいけど、怖い」

お気持ちはよくわかります。もちろん私も、**いきなりすべて断薬しろと言うつもりはまったくありません**。その薬が本当に必要な人もいますから、降圧体操をしっかり行ったのに血圧が高いままという人は、医者に相談しながらきちんと原因を探っていってください。

ですが、大半の方は運動不足のせいで血管が硬くなり、血圧が上がっているだけです。そういった高血圧は、降圧体操などを行ってNOを増やせば簡単に正常値に戻るものであり、本来は薬を飲む必要などないのです。

しかし皆さん、一度飲み始めた薬をやめるのが怖く、何となく飲み続け、薬を習慣にしてしまっている。その結果、かえって不調を引き起こしているのです。

ここで、私の会社スタッフのお父さん（Aさん・82歳）の例をお話ししたいと思います。Aさんは高血圧と診断されたため、スタッフから一度相談にのってほしいと頼まれたのですが、私が会ったときには、なんと11種類もの薬を処方されていました。しかも非常に真面目な性格でしたから、毎日、朝・昼・晩と医者に言われた通りきちんとすべて飲んでいました。なのになぜか、いつも調子が悪いと言っていたのです。

そこで私はAさんに、一度、降圧剤を飲むことをやめてもらったうえで、降圧体操をやってもらうことにしました。それでも血圧が下がらなければまた薬を飲みましょうと伝えたので、安心して始めてもらうことができました。

よく「降圧剤は飲み続けないと効果が薄れる」と言われますが、そんなことはありません。薬というのは基本的に対症療法として用いられるものなので、**血圧が上がったときだけ飲めばよくて、落ち着いているときは飲まなくても大丈夫**なのです。Aさんもそうやってしばらく様子を見てもらったところ、降圧剤なしで正常値に戻り、調子もよくなっていました。

Aさんが不調に陥っていたのは、こういうわけです。Aさんの場合は、降圧剤だけで3種類もの薬が出されていました。そんなにたくさん飲めば、当然血流がかなり悪くなりますから、全身に栄養が行き渡らず、動くのが億劫になります。結果、日常の運動量が圧倒的に減るので、夜は眠れなくなる。そのためAさんは、睡眠剤も処方されていました。そしてその睡眠剤のせいで、昼間もボーッとしていたそうです。

また降圧剤を長期に飲んでいると、薬の種類にもよりますが、胃酸過多になる傾向があります。そうすると医者は、降圧剤に加えて胃酸分泌を抑える薬を出します。すると消化力が落ちますから、食欲がわかなくなる。ものをあまり食べなくなると便が押し出されず、便秘になりますから、さらに便秘薬が出される。まさに**無限ループ**ですよね。

Aさんは最終的にすべての薬を卒業されたわけですが、現在は血流がよくなって栄養が全身に行き渡るようになったため、フラフラしなくなり、よく動くようになります。すると疲れるから夜も普通に眠れる。また、胃酸分泌も正常に戻るので、食欲もわいてたくさん食べられるようになる。すると便も出る。つまり、

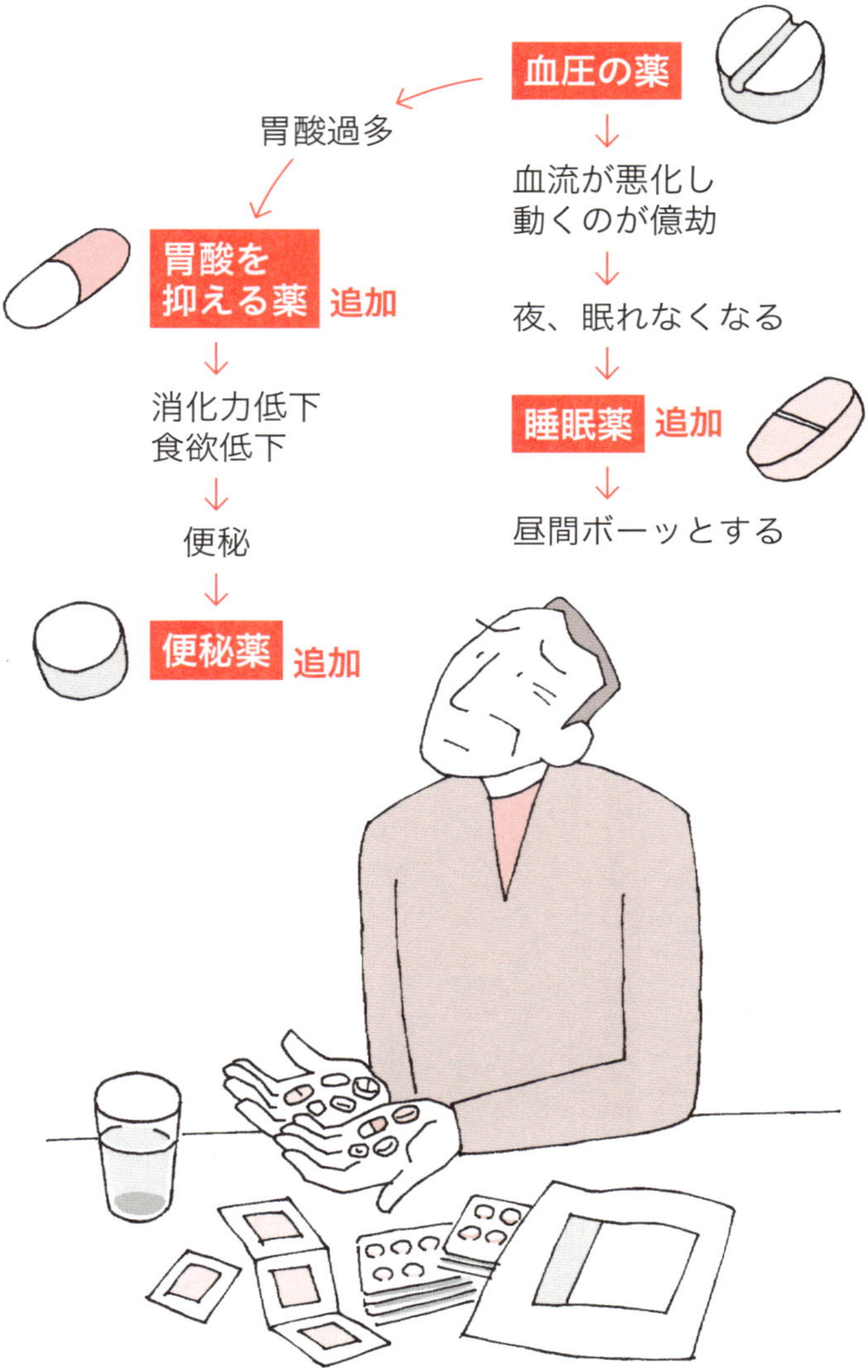
血圧の薬
胃酸過多
胃酸を抑える薬 追加
消化力低下
食欲低下
便秘
便秘薬 追加
血流が悪化し
動くのが億劫
夜、眠れなくなる
睡眠薬 追加
昼間ボーッとする

全部治ってしまった、というわけです。

薬をドッサリ出す医者はお勧めしません！

患者さんから人気がある先生というのは、患者さんの話を「そうなの、それは辛いね」と丁寧に聞いて、薬をドッサリ出してくれる先生です。ですが**私たち薬剤師からすると、薬をいっぱい出そうとする医者よりも、「風邪？ そんなの寝てれば治りますよ」と薬を出さない医者のほうが圧倒的に信頼できます。**

でも現実は、薬をあまり出さない医者の病院は流行らず、薬をドッサリ出す医者の病院のほうが長蛇の列。そして患者さんは皆、「いい先生なんだよ～」と口をそろえて言うのです。

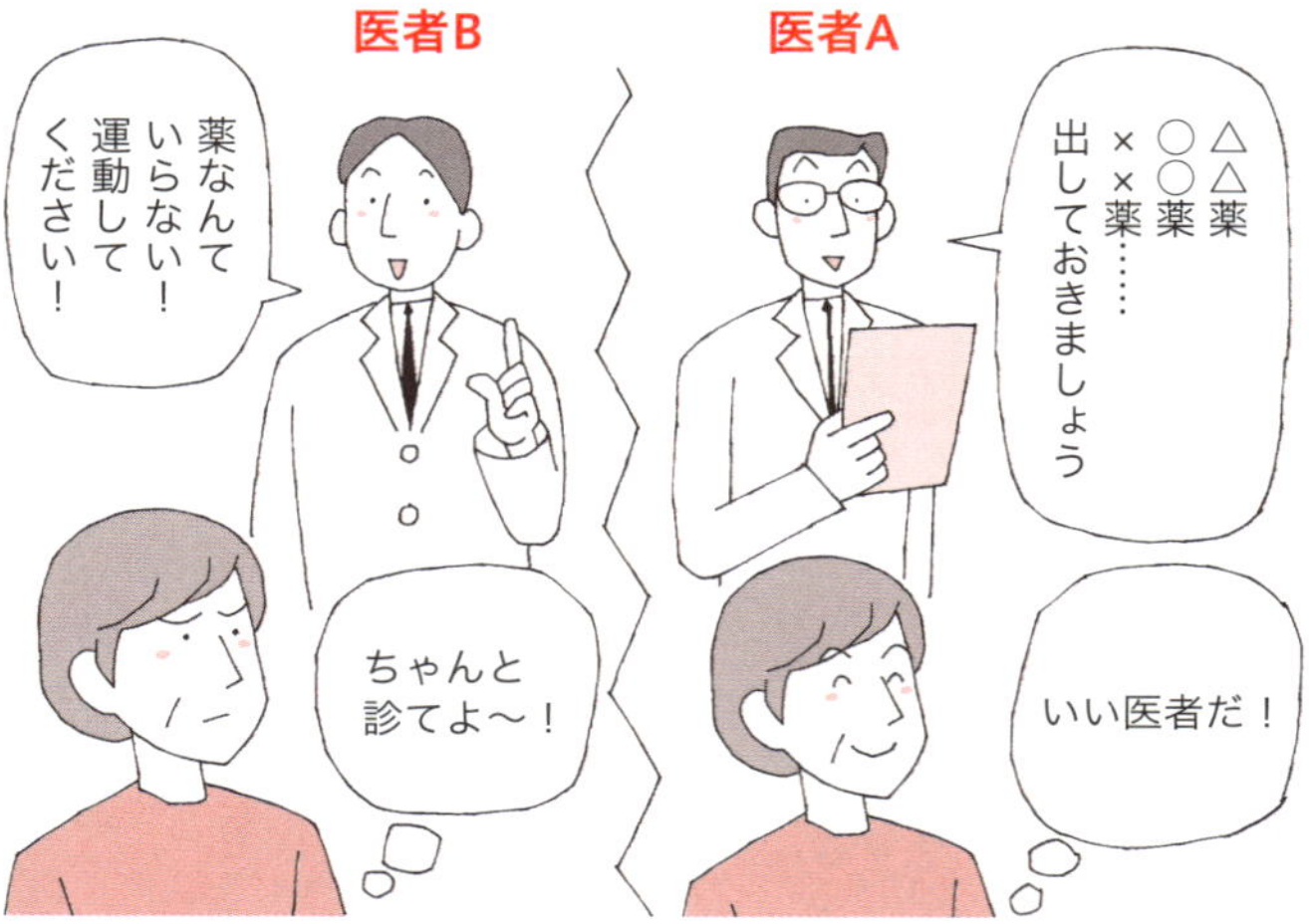
医者A
△△薬
○○薬
××薬……
出しておきましょう
いい医者だ！
医者B
薬なんて
いらない！
運動して
ください！
ちゃんと
診てよ〜！

仮に高齢者が、そういった薬の悪循環が原因で不調に陥っていたとしても、それは年齢のせいにされて薬のせいにはされないものです。「歳だからそんなもんじゃないの？」と言って、誰も治療法に問題があるとは疑いません。医者も、「降圧剤はずっと飲み続けても大丈夫ですよ」と言いますしね。ですが薬剤師の立場から言わせてもらうと、**一生飲み続けていい薬なんてありません**。

たしかに病気で亡くなった人に、高血

圧を抱えていたという人は多いのですが、それは卵が先か鶏が先かで、高血圧になるような硬い血管や筋肉だから他の病気にもなる、というだけのこと。それを大半の医者は、根本治療をせず薬によって無理矢理数値だけ正常値に下げるわけですが、では薬を飲んでいる人たちが実際に長生きしているかというと、そのようなデータは一切ありません。

医者は薬の副作用に詳しくない!?

この章では、血圧の薬を飲むことがどんなに危険が多く、さまざまな不調を引き起こしているか、ということを述べてきました。

もちろん、突然上がってきた、という高血圧は危険ですが、**年齢とともにジワ**

ジワと上がってきた、という慢性的な高血圧は、そんなに怖がる必要はありません。血管というのは使わなければ硬くなるもの。ですからNOをしっかり出して柔らかくしてあげればいいだけの話なのです。

でも多くの人は、「薬をやめたいけど、やめたら倒れてしまうんじゃないか」と言います。実際医者に「血圧が下がってきたのでやめてもいいですか？」と相談すると、「それは今まで飲んでいた薬が効いてきたから。やめるとまた上がりますよ」と、やめさせてくれません。

しかも医者は薬剤師と違って、もともと薬の作用について徹底的に学んでいるわけではありません。どういった成分にどういった毒性があるかとか、どの臓器にダメージがあるかとか、そういったことまでは、熱心に勉強している医者でなければ知らないことでしょう。つまり処方している医者自身も、副作用についてそこまで厳密にわかっていない可能性が高いということ。だからもし**「この薬を**

飲んで大丈夫なのだろうか？」と不安に思ったなら、ぜひ薬のプロである薬剤師に相談してほしいと思うのです。

第4章

あなたの血圧知識、間違ってます！

世の中に広まっている血圧知識は、実はあまり根拠のないものだったり、古いエビデンスに基づいていたりするものが多いのです。正しい血圧知識を身につけて、自力で血圧を下げましょう！

１４０を超えたらどんな人でも高血圧⁉

日本高血圧学会の「高血圧治療ガイドライン」では、上が１３０～１３９㎜Hg（以下単位省略）かつ（または）下が85～89の場合、「正常高値血圧」とみなされます。つまり、高血圧予備軍ということですね。

それを超えると、数値ごとに「Ⅰ度高血圧」「Ⅱ度高血圧」「Ⅲ度高血圧」「（孤立性）収縮期高血圧」と分類が変わっていきます。が、**要は上が１４０、下が90を超えると、太っていようが痩せていようが背が高かろうが低かろうが、一括りに高血圧とみなされ、「下げないと危ないですよ」と薬を処方される。それが今の高血圧事情です。**

では１４０または90を超えた人は、本当に不調が起きているのでしょうか？

おそらく、高血圧と診断されたほとんどの方が「わからない」と答えるのではないかと思います。かくいう私ですら、上が１４８、下が94という平均値ですが、いたって健康です。もちろん薬も飲んでいません。それもそのはずで、**現代の高血圧の設定値が低すぎるからなのです。**

―血圧の分類―

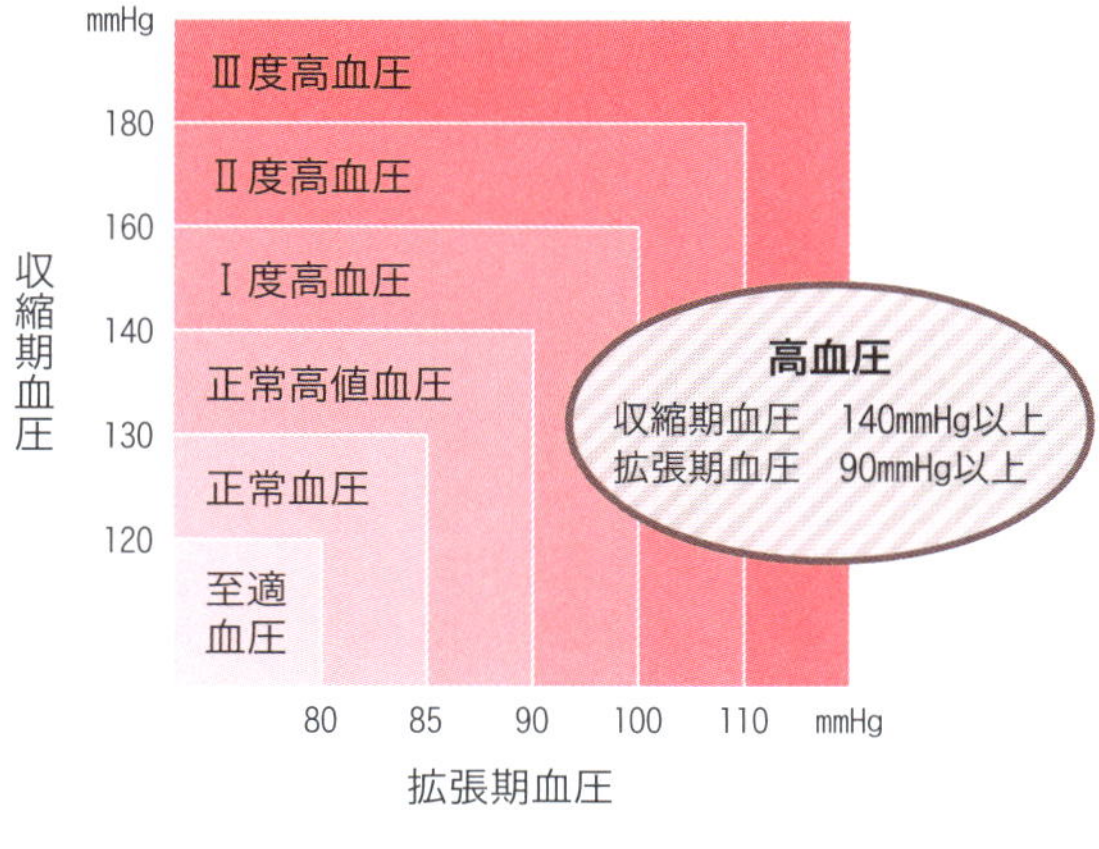

※日本高血圧学会「高血圧治療ガイドライン2014」を参考に作図したものです

昔は最高血圧が「年齢＋90」以下なら正常だった

ではなぜこのように高血圧の設定値が低く定められているのでしょう？

実を言うと、かつての高血圧の設定値は今ほど低くはありませんでした。１９６０年代後半に日本の医学部で最も広く使われていた『内科診断学』という教科書には、「日本人の年齢別平均血圧」の算出法として、**「最高血圧＝年齢＋90」**という算式が載せられていたのです。**つまり今60歳の人なら「60＋90」という計算になり、最高血圧が１５０以下なら正常血圧とみなされていた**ということ。70歳なら１６０以下、80歳なら１７０以下で正常です。

ところが１９９９年にＷＨＯ（世界保健機構）とＩＳＨ（国際高血圧学会）が

「140／90以上は高血圧」と定義しました。すると日本高血圧学会もこれにならい、2000年に「140／90以上」を高血圧とし、目標数値を「130／85未満」にまで引き下げたのです。

しかしこの時点ではまだ、70歳代の最高血圧の目標値は150〜160、80歳代では160〜170と、年齢によって幅をもたせていました。ところが2003年になると、日本高血圧学会はこの年齢別の数値も撤廃。何歳だろうが一律に、140／90以上で降圧剤を処方する、としたのです。

実は科学的根拠の信頼度が低い１４０／90という基準値

その一方で日本人間ドック学会は、２０１４年に「新たな健診の基本検査の基準範囲」で、健康な男女グループの血圧上限値を、最高血圧で１４７、最低血圧で94としました。このため「高血圧の基準がゆるくなった」と報道されたりもしたものですが、これに対して日本高血圧学会は「科学的根拠の信頼度が低い」と強く反論したのです。

しかし、やみくもに血圧を下げることが必ずしも健康をもたらすわけではない、という科学的根拠が出てきていることもあってか、同じく２０１４年に日本高血圧学会は、若年・中年層の降圧目標を１３０／85未満から１４０／90に引き上げています。また後期高齢者に関しても、降圧目標を150／90と引き上げました。

それでもまだまだ厳しすぎる目標値です。さらに困ったことに、このように**目標値が引き上げられた後も、多くの医者は相変わらずそれまでの数値を採用していて、140を超えたら「はい、高血圧です」と降圧剤を処方しているのです。**

ですからもし血圧が高くなってきたとしても、「医者が高血圧と言ったから」と素直に従って薬を飲むのではなく、運動を取り入れたり生活習慣の改善を図ったりして、まずは自分で血圧を下げる努力をしてほしいと思うのです。薬を飲むのは、それでも下がらなかったときで遅くはありませんから。

下の血圧が高いと動脈硬化になりやすい？

「上の血圧は120台で正常なんだけど、下が90を超えていて高いんだよね」などといった話を耳にしたことはありませんか？　医療業界とはあの手この手で私たちを脅してくるもので、最高血圧が正常なら、今度は「最低血圧が高いから危ないですよ」と薬を飲ませようとします。ですがお伝えしておきたいのは、最低血圧だけを下げる薬はないということ。降圧剤を飲めば当然、正常である最高血圧も下げてしまうことになるので、非常に危険なのです。

よく、最低血圧が高いのは末梢の血管の流れが悪くなっているからだと言われます。でも私はそれよりも、**血圧計の使い方が間違っている場合がほとんど**だと感じています。血圧計には正しい使い方の説明書はついていますが、字が小さくてわかりにくく、多くの人はきちんと読まないもの。そのため腕をきつく締めすぎたり、腕の高さが心臓と同じ高さになかったりして、測るたびに違う数値が出るのです。「下の血圧が高いから」と病院に行く前に、一度説明書を読み直して、正確な測定をしてみてください。

最高血圧と最低血圧の差って気にしたほうがいい？

また、最高血圧と最低血圧の差の大小を気にされる方もけっこういらっしゃいます。たとえば120／90などと差が狭めだったり、反対に150／80と極端に差が広かったりすると、「何か不調が起こっているのでは？」と不安になりますよね。

もちろん最高血圧と最低血圧の差も、人によって違います。若いときは心臓のポンプ力が強いので差が狭い傾向がありますし、反対に60歳ぐらいを過ぎると最高血圧が上がってくるため、差が広がってくる傾向があります。

ですからあまり神経質になる必要はないのですが、**一応の目安としてお伝えしますと、血圧の差がだいたい40〜60の範囲に収まっているなら、とくに心配する必要はありません。**差が狭い場合も、最高血圧が正常範囲内なら、あまり気にしなくていいでしょう。

ですが、あまりに差が狭い、または広い状態が続く場合は、一度病院に行ってきちんと測ってもらってください。とくに差が60以上ある場合は、心臓がうまく作動していない可能性がありますので、心臓の検査を受けられたほうがよいかもしれません。ただ、こちらも多くは血圧計の使い方が間違っている場合が多い。やはり、病院に行く前に一度説明書をきちんと読んで、測り直してほしいと思います。

体格が違えば、適正の血圧の値が違うのが当然！

むやみに高血圧を恐れる必要がない理由は、他にもいろいろあります。その一つに、**〝血圧の個性〟**があります。人間には、大きい人小さい人、太い人や細い人みなそれぞれ違いますから、当然血圧も人によって違います。

上が140ぐらいでちょうどいいという人もいれば、反対にいつも上が90ぐらいしかないという人もいる。つまり、血圧にも個性があるのです。それを「はい、１４０以上は高血圧ですよ」とバチッと切ってしまうのはどうなのでしょう？

以前に、私の著書『薬に頼らず血圧を下げる方法』を読んだ方が、感想としてこんなことを書いていました。「薬を飲むといったん血圧は下がるのだけど、またすぐに上がってくる。もしかしたら薬を飲む前の血圧が自分にとっての正常値で、体が元に戻そうとしているんじゃないかな」と。これを読んだとき私は思わず「その通り!!」と口にしていました。そう、薬が効かないのではなくて、**むしろ元に戻す機能が働いている健康体なのです**。

シドニーオリンピック・女子マラソンの金メダリストとして有名な高橋尚子さんは、心拍数が30回台だったと聞きます。普通の人が、だいたい60～75回ですから、心臓のポンプ力が相当強いということ。当然、血圧もかなり低いことでしょう。それが高橋さんの血圧の個性。もともと心臓が強く、血管も柔らかく血液が流れやすいからこそ、42・195キロもの長距離をあれだけの速さで走れたのだと思います。ですが私たちも、降圧体操を行ってNOの分泌を増やせば、高橋さんと同じようにしなやかな血管を手に入れることができるのです！

「血圧サージ」に惑わされないで！

人によって血圧の数値が違うだけではありません。同じ人であっても血圧は常に変動しているものです。

激しい運動をすれば筋肉や脳にたくさんの酸素が必要になりますから、心臓はポンプ力を高めて、新しい血液を送り込みます。緊張したり不安になったりと精神的なストレスが加わったときも、脳は危機的な状況だと判断してたくさんの酸素を送るよう心臓に指令を出します。こうして血圧を上げたり下げたりすることで、私たちの体は常によい状態でいられるよう、上手に調整しているのです。

血圧というのは、ちょっとしたことで大きく変動するものです。リラックスしているときに測ったら上が１２０だったとしても、たとえば階段を20〜30段上っただけで、一気に１４０ぐらいまで上がります。青信号が点滅し始めたから小走りで横断歩道を渡ったときも、簡単に30ぐらいは上がっていることでしょう。そのくらい、脳からの「全身にもっと血液を送れ！」という信号は瞬時に発せられるのです。そうでないと細胞は、酸素不足、栄養不足になって死んでしまいますから。

病院で測ったときも同様です。どうしても家にいるときと違って緊張しがちになりますから、それだけで血圧は上がりますし、医師や看護師さんの白衣を見ただけでも上がるという方もいます。それをたまたま高くなっているときに測って、「高血圧ですね」と判断されてはたまりませんよね。

最近、「血圧サージ」といって、普段は血圧が正常だけれども一時的に激しく上がっている人がいて危ない、ということが話題になっています。でも、**繰り返しますが血圧はずっと一定なものではありません**。朝はこれからの活動に向けて血圧が上がるのが普通ですし、夜は休息に向けて下がります。人間の体は、その時々の状況に合わせて、調整しています。それなのに、**ごく当たり前の自然現象を「血圧サージ」という言葉で恐怖心をあおってきます**。くれぐれも必要以上に惑わされないよう気をつけてください。

年齢を重ねれば血圧は上がっていくのが自然

また人間は、歳を重ねるにつれて筋肉量が落ち血管も硬くなっていきますから、若いときより血圧が少しずつ上がっていくのが自然なのです。その場合は、降圧体操（18ページ〜）でNOの分泌量を増やすことでかなり改善できますから、少しずつ上がっているという場合は、そんなに心配する必要はありません。

ただ多くの人は、毎日きちんと血圧を測っているわけではないと思います。ある日久しぶりに血圧を測ってみたら、前に測ったときより一気に高くなっている。それで慌てて病院へ行ったところ、「薬を飲みましょう」となってしまう。

ですが、年齢とともにジワジワと上がってきた高血圧を示す数値は、自然なものですから何も怖いことはありません。**怖いのは、それがジワジワではなく急激に**

上がった数値の場合。脳の疾患や心臓の疾患など、どこかに大きな病気が潜んでいて、そのサインとして急激に上がっている可能性が高いからです。

よく医者は、「血圧が高いと重大な病気を招きますよ」と言いますが、それは違います。**血圧が高いから病気になるのではなくて、病気が起こっているから血圧が上がっているのです**。ジワジワ血圧が上がっているのも、結局は加齢により血管が硬くなったり細くなったりして、血流が悪くなっているから。だから運動をして血管を柔らかくしましょう、慢性の高血圧はそういうサインなのです。

本来、高血圧患者に対して医者がまず第一にやるべきことは、重大な病気が潜んでいるがゆえの高血圧なのかどうかを、医療知識と経験から原因を探ること。それが仕事のはずです。しかしながら現実は、数値だけ見て「高血圧ですね、じゃあ薬を出しましょう」で終わりです。**これではもはや、医療ではありません。**

では血圧が高めに出たときに、それが危険な高血圧なのかどうかをこれからお話ししたいと思います。

本当に怖い高血圧とそうでない高血圧の見極め方

年齢とともにジワジワ上がってきた慢性の高血圧は、そんなに怖がらなくてもいい、ということは先にお伝えしました。ですが**高血圧の中には、体のどこかに潜んでいる病気を知らせてくれている危険な「サイン」のものもあります。**その場合、原因を探らないまま薬で下げてしまっては、重要なサインを見逃してしまい、病気が悪化して取り返しのつかないことになってしまいます。

そこで、医師に相談したほうがいい高血圧について記載しておきます。**次の状態に当てはまる人は、体が「危険ですよ」というサインを発している証拠ですので、すぐに受診するようにしてください。**

◆急激に血圧が上がった

これまでは130ぐらいだったのに、急に160や170あたりを推移するようになった、というような場合は、**脳や心臓または血管のどこかに血栓やコブができて血流を邪魔している可能性**があります。このようなときは心臓、あるいは脳を調べる必要がありますので、病院に行ったほうがよいでしょう。

◆ **ろれつが回らない**

「脳梗塞」は、脳の血管内に血栓ができることで引き起こされます。血栓があると血流が邪魔されますから、血圧も上昇する傾向があります。高血圧とあわせて次のような脳梗塞の初期症状がないか、チェックしてください。

□ ろれつが回らない、または口の動きがぎこちない
□ 言葉が出なくなる
□ 口をうまく閉められない
□ 顔の片側が麻痺している、または片側にゆがみが出る
□ 片方の手足に力が入らない、または片方の手足が痺れる
□ 片方の目が、膜がかかったように見えづらい

□ 視野が狭くなる
□ ものが二重、三重に見える
□ 文字が思うように書けない

ここに挙げたのは、「一過性脳虚血発作」と言われる脳梗塞の初期症状です。これは、脳内の血液の流れが一時的に悪くなることで起こる症状。血栓が溶けるとすぐに治まり、血圧も正常に戻るため、「気のせいかな？」と放置してしまいがち。たしかに大抵の場合は、20〜30分という短時間だけ症状が出るか、または24時間以内に消えてしまいます。ですが、初期症状が起こった人の50％は48時間以内に、15〜20％は3ヵ月以内に脳梗塞を発症することがわかっています。

脳梗塞を発症するときは、高血圧を併発している割合が高いのです。また、一度脳梗塞を発症した人は再発率も高いですから、そういったリスクを避けるためにも日頃からしっかりと血圧をコントロールしていくことが大切です。
なお**脳梗塞だけでなく、脳内の血管が破れる「脳出血」、脳の表面を覆うくも膜から出血する「くも膜下出血」を発症するときにも血圧は上昇する**ので、注意をしてください。

◆しびれる

高血圧が起こっているときは、**心臓の問題**も疑う必要があります。起こりうる病気は、以下のようなものがあります。

- 心臓の弁が正しく機能しなくなる「心臓弁膜症」
- 不整脈によって心臓に血の塊ができたり、大動脈内にできた血栓がはがれて流れ出し手足の末梢動脈をふさぐ「塞栓症《そくせんしょう》」

塞栓症になると、手足のしびれ感、痛み、冷えなどを感じます。

◆**息苦しさ、のぼせがある**

高血圧によって、動悸、呼吸困難、胸の痛み、のぼせ、といった症状が起こります。ただしその中で、動悸や息苦しさがある場合は、**「不整脈」**や**「狭心症」、「心筋梗塞」といった心臓の病気の可能性**もあります。おかしいと感じたら病院で受診してください。

◆**むくみがある**

高血圧とむくみを併発している場合、**腎臓に何か異常が起こっている可能性**があります。

血液の量を調整しているのは腎臓です。腎臓とはたとえるなら水道の蛇口。水圧（血圧）が高くなると、たくさんの尿を出して水圧を戻すようコントロールしてくれているのです。その腎臓の機能が低下すると、濾過機能が低下します。つまり蛇口が細くなるため、より高い水圧（血圧）で水を排出しなければならなくなり、血圧が上がるのです。

まぶたが腫れぼったくなる、靴下のゴムの跡がなかなか消えない、いつも履いていた靴が入らなくなった、というような「むくみ」症状が最近急にできた場合も、病院を受診されたほうがよいでしょう。

腎臓の機能が低下する病気には、「慢性糸球体腎炎」「腎不全」があります。高血圧とあわせて、次の症状がないかチェックしてください。

□ 尿の色が濁った感じになり、泡立つようになった（タンパク尿）
□ 褐色のような濃い色の尿が出る（血尿）
□ トイレの回数が多くなる

◆人から「何かおかしい」と指摘される

よく大きな病気をした人は、「そういえばずっと疲れが抜けなくて、何かおかしいなと思っていたんだよね」といった言葉を口にします。このように私たちは、数値には表れない異変をちゃんと感じ取っているもの。そのサインをしっかり感知できるかどうかが、運命の分かれ道とも言えるでしょう。安易に薬を飲みたくないと思っているなら、「年のせいだ」と流すのではなく、サインを感じ取ったうえで「原因を突き止める」という行動につなげる人になりましょう。

何となくサインを感じつつも、「忙しいから、この仕事が一段落したら病院に行こう」と思ってしまう人も多い。そして手遅れになることも……。

そんなとき、もう一つのサインとなってくれるのが周囲の意見です。「どうしたの？　顔色悪いよ」とか「疲れているんじゃない？」といったことをよく言われるようになったら、真剣に向き合うタイミングです。後回しにせず、すぐに受診するようにしましょう。

以上、危険な高血圧の見極め方についてまとめました。

ですが高血圧の人の大半は、脳にも心臓にも腎臓にもとくに異常が見当たりません。このように特別な原因がない高血圧のことを「本態性高血圧」と言うのですが、**日本では何とこの「本態性高血圧」が90％を占めているのです。このことからも、いかに多くの人が意味なく薬を飲んで血圧を下げているか、**ということがおわかりいただけると思います。

副作用のない薬はない！

一度血圧を下げる薬を飲み始めると、一生飲み続けなければいけない、と思っている人は多いのではないでしょうか。皆さん、それが嫌で何とか自力で血圧を下げる方法はないかと模索していらっしゃるのではないかと……。

実際、一度降圧剤を処方した医師は、「やめたらまた上がりますよ」と延々と薬を出し続けます。そして、こうも言います。「降圧剤は副作用がないから飲み続けても大丈夫ですよ」と。ですが薬剤師の立場から言わせてもらいますと、**とんでもない。副作用のない薬なんてものはありません！**

第3章でもお話しいたしましたが、実際、降圧剤を飲み続けている人は、血流が悪くなることによって全身に栄養が行き渡らなくなり、ふらつきや全身倦怠感を覚えているようです。そして動く気力もなくなり、一日中家にいてどこにも出かけずにいることが多くなっていると聞きます。また最近では、**降圧剤の影響による認知症**も問題になってきています。

他にも連鎖症状として、胃の不調や不眠、便秘などを起こしている人もたくさんいます。降圧剤を飲む前は、とくに不調を感じていなかったのに、厳しすぎる基準値のせいで高血圧と診断され、必要のない薬を飲んで不調に陥っている。こんなバカげた話はありません。

試しに薬をやめてみて、それで血圧が上がったとしても、その最高血圧の数値が「年齢＋90」以内なら、是非ともそのまま薬を卒業していただきたいと思います。

血圧を下げるには減塩が一番？

高血圧にならないように日常生活で気をつけていることで、多くの人が実践しているのが、「減塩」ではないでしょうか？

ですが**「塩分の摂りすぎで血圧が高くなる」というのは誤りであり、頭でっかちの人の考える理論です。**

実際に、血圧が上昇するほどの塩分量は摂れません。考えてみてください。私たちは海水を飲もうと思っても、飲めませんよね？　塩っ辛すぎて、吐き出してしまうでしょう。

このように、高濃度の塩分を摂ろうとすると、「その塩分量は体に毒だよ！」という味覚センサーが働き、脳からＳＴＯＰの指令が出ます。たとえば、ポテトチップスを1袋食べてしまったときなど、しばらくしてからすごくのどが渇いてきますよね。ちゃんと私たちは、摂りすぎた塩分濃度が下がるまで水分を摂ろうとします。

味が濃すぎるとか、甘すぎるとかといったときも同様。それは体に悪いからと、脳は指令を出して食べるのをやめさせたり、あるいは水分をたくさん摂らせて薄めさせたりしてくれるのです。

本当に人間の体はうまいことつくられていて、高血圧になってしまうほど大量の塩分は摂れないようになっています。日々、血圧のためにと塩分を減らすことは、残念ながら食事が味気なくなるだけで、意味のないことなのです。

コレステロールは本当に悪者!?

もう一つ、高血圧の犯人としてまことしやかに言われているのが「コレステロール」です。中でも悪者扱いされているのが、悪玉コレステロールと呼ばれるLDL。血管の内壁に溜まってプラーク（血管内壁のコブのこと）をつくり、動脈硬化を促進していると言われています。

そのため最近は、健康のためにもコレステロールを減らしましょうということが声高に叫ばれています。でも、そんな悪者のコレステロールが、実際には自分の肝臓でつくられているって知っていましたか？　**わざわざ自分の体でつくっているわけですから、悪者どころか重要な物質だということです。**

では、コレステロールの働きをいくつかご紹介します。

①　全身の細胞ひとつひとつの細胞膜の原料です。ですから、コレステロールがなければ細胞分裂はできず、新しい細胞がつくられなくなってしまいます。

②　性ホルモンや副腎皮質ホルモンなど体のあらゆるホルモンの材料にもなっています。

③　骨の成長には欠かせないビタミンDの原料にもなっています。

つまり、人はコレステロールがなくては生きていけないのです。

そのコレステロールは、70〜80％が肝臓でつくられ、あとは外からコレステロールを含む食品を食べることで補っています。

もし大量のコレステロールを含む食事をしても、肝臓がつくるのを控えて常に同じ量になるように調整してくれます。ですから、きちんと運動をして消費されている限り、**食事の摂取がコレステロール値に反映されることはありません。**

塩や砂糖の摂取量もそうですが、体に害が及ぶほどたくさん摂ろうとすると、まずくて食べられなかったり、喉が渇くので水を飲んで濃度を薄めようとしたりします。そのように私たちの体はちゃんとバランスを取るためのセンサーが働いていて、何でも摂りすぎることがないよううまく調整しているのです。コレステロールも同様。食事で多く摂りすぎたときは、肝臓が分泌量を抑えて調整してくれているのです。

たしかに動脈硬化の人の血管を調べたとき、血管内壁にベッタリとコレステロールが張りついているのは事実です。でもそれは結果論で、動脈硬化になるような血管だったからコレステロールが修復しようとして集まったのではないか？ そういった見解も出てきており、必ずしもコレステロールが高血圧や動脈硬化につながる、とは言い切れない部分もあるのです。

コレステロールの薬を安易に飲むのは危険！

そこで私は人間ドックを受けるとき、ある実験をしてみました。

血液検査では、コレステロール値も調べます。コレステロールが細胞の修復をしているなら、激しい筋トレを行って筋肉を破壊したとき、コレステロールが増えて壊れた筋肉細胞を再生しようとするはずです。すると血液中のコレステロール値も大きく上がるのではないか？　と考え、私は人間ドックを受ける前日にあえて激しい筋トレを行って、血液検査に臨んだのです。結果、予想通りコレステロール値は異常に上がっていました！　改めて「人間の体はすごいな」と感心したものです。細胞を再生するための機能がこんなにしっかり働いているなんて、と。

前回の血液検査では、私のコレステロール値は正常値を示していましたから、今回大きく上昇したのは明らかに筋トレの影響によるものだと思われます。ですが検査結果を見た医者に、「コレステロール値が高いですね。お酒もタバコもやらない？　なら運動不足ですね」と言われたのです。

このようなことを踏まえると、コレステロールが高いからといって安易に下げる薬を飲むのは非常に危険だということがわかります。というのもコレステロール降下剤は、肝臓でのコレステロール生成を抑えるというもの。それは全身の細胞の再生を抑えることにもなり、大切なホルモンの生成すら危うくなります。さらには骨の強化も損なうわけですから、デメリットのほうが多くなってしまう。実際、**赤ちゃんが飲んでいるお母さんの母乳を調べると、25%がコレステロールです。そのくらい生きるために必要なものなのです。**

コレステロール悪者説については、2005年頃から懐疑的な意見が増えてきています。それを受けてか、**厚生労働省も2015年に食事摂取基準のコレステロール上限値を撤廃しています。**血圧のためにコレステロール摂取を減らすのは、ご自身の体のために、今すぐやめてください。

痩せている人は高血圧になりにくい?

他にも高血圧に関する間違った知識はたくさんあります。たとえば高血圧と体型の関係。皆さん、高血圧というと太っている人がなるもので、痩せている人はなりにくいと思っていませんか? でも現実は、痩せている女性にも高血圧の人はいっぱいいいます。なぜなら筋肉量が少ないから。

血液を全身に送り出すポンプの役割を果たしているのは心臓だけだと思っている人が多いのですが、手足の末端まで血液を送り届けるには、筋肉という補助ポンプの力が重要です。痩せていて筋肉が少ない人は、当然筋肉という補助ポンプの力が弱いですから、心臓にかかる負担が大きくなります。心臓が頑張って血液を押し出すので、その結果、血圧は高くなる。

結局、太っている人も痩せている人も血圧が高くなる理由は実は同じで、筋肉が少ないからなのです。外からの見た目は関係ありません。

更年期の高血圧はあまり心配しなくていい

女性の場合、更年期を迎える頃に血圧が高くなる、ということがあります。これはホルモン作用によるもの。女性ホルモンには生理を起こさせるホルモンのエストロゲン（卵胞ホルモン）と、生理を起こさず子供をつくるためのホルモンのプロゲステロン（黄体ホルモン）の2種類があり、月経周期は25〜38日で、それぞれのホルモン分泌を繰り返しています。

女性ホルモンは体温とも密接に結びついていて、エストロゲンの分泌が増えるときの体は低温期に、プロゲステロンの分泌が増えるときは高温期に入ります。これが妊娠をすると、ずーっとプロゲステロンの分泌が増えた状態になりますから、通常なら下がるはずの体温が上がったままになります。そこで「ご懐妊」とわかるわけです。

またエストロゲンには、血管を柔らかくして広げてくれる作用もあります。

女性の多くは、50歳前後で月経が止まる「閉経」を迎えます。この閉経を挟んだ前後5年の約10年間を「更年期」と呼んでいます。

この期間はいわば、長年分泌されていたエストロゲンが減少するという変化に、体が慣れるまでの移行期間。体の変化に慣れるまではどうしても自律神経が乱れがちになり、さまざまな不調が起きるのです。

その代表的なものに、いわゆるホットフラッシュというのぼせ症状があります。これはホルモン量の調整が利かず、自律神経が乱れて起こるもの。のぼせるということは一時的に血流が激しくなっているということですから、当然心臓も一生懸命働いています。更年期に血圧が高くなるのは、このため。ですが体がホルモン分泌の低下した状態に慣れてしまえばホットフラッシュも治まりますから、血圧も元に戻っていくでしょう。

なお、更年期障害によく効くツボをご紹介します。詳しいやり方は、第5章で解説していますので、そちらもあわせてご覧ください。

- 自律神経を安定させる　→合谷《ごうこく》（152ページ）
- ストレス、イライラ　→労宮《ろうきゅう》（154ページ）
- 胃腸など消化器の不調　→内関《ないかん》（150ページ）

閉経後は血圧が高くなくても降圧体操を行って

更年期で問題なのは、血圧よりも「閉経」によってエストロゲンの分泌が減ることにあります。

エストロゲンは女性にとって、さまざまな恩恵をもたらしてくれるホルモンです。子宮膜を増殖させ妊娠のための準備をしてくれること以外に、肌や髪にうるおいを与えて、骨を丈夫にもしてくれます。それだけでなく、この本で何度もその必要性を説いてきた**血管若返り物質NOの分泌も増やしてくれる**のです。

閉経するとそのエストロゲンの分泌が激減するわけですから、当然さまざまなダメージが出てきます。肌や髪はうるおいをなくし、閉経後の女性は心筋梗塞を起こしやすくなる、という論文も発表されています。

先ほど、更年期の自律神経の乱れによる一時的な高血圧は心配しなくてもいいとお伝えしましたが、閉経後は筋肉量も落ちるため血行が悪くなり、慢性的にも血圧は上がりやすくなるでしょう。もちろん、ＮＯの分泌も減ります。だからこそ閉経後は降圧体操をプラスすることで、**減ってしまった筋肉やＮＯを補ってほしい**と思うのです。

そもそも「生理」というのは、体の状態を毎月知らせてくれるサインでもあります。どこかに不調があったり疲労が溜まっていたりすると、体が「休みたい！」と生理を止めてでも教えてくれていたのですから。しかし「閉経」すると、そのサインが消えてしまいます。

体に重大な不調が起こっていても気づきにくくなりますから、「生理」というサインの代わりにも、降圧体操を行いつつ毎日血圧を測るようにしてください。

第5章

血圧を下げる生活習慣

加藤式降圧体操でNOの分泌を増やすのと同時に、体にいい生活習慣も取り入れれば、さらに高血圧の改善が期待できます。そこで食事、睡眠など、血圧を下げるあらゆる生活習慣を紹介。

食事1

NOの材料となるタンパク質を積極的に摂取しよう

これまで、高血圧を改善するにはNOの分泌を増やして血管を柔らかくすることが不可欠ということをお伝えしてきました。NOは、第1章で紹介した加藤式降圧体操を行うことによってもっとも分泌を増やすことができますが、降圧体操の効果を高めるためには、食事でNOの材料をしっかり摂取しておくことも大切です。

ではNOの材料とは何なのでしょう？　NOとは一酸化窒素のことで、窒素はタンパク質を構成する要素ですから、NOの分泌を増やすためにはタンパク質の摂取が必須となります。

〈NOを作るタンパク質〉

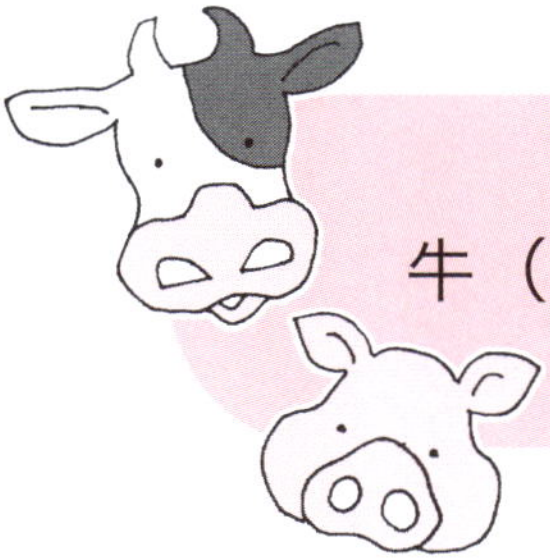

赤身のお肉

牛（ヒレ）、豚、ラム、馬

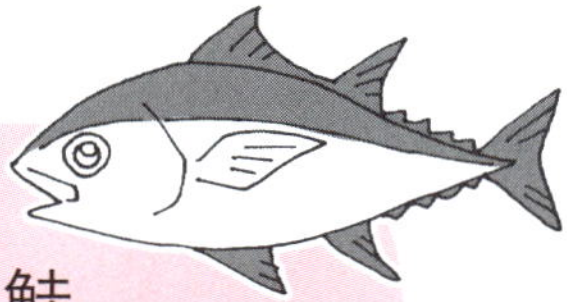

魚

マグロ、カツオ、鮭

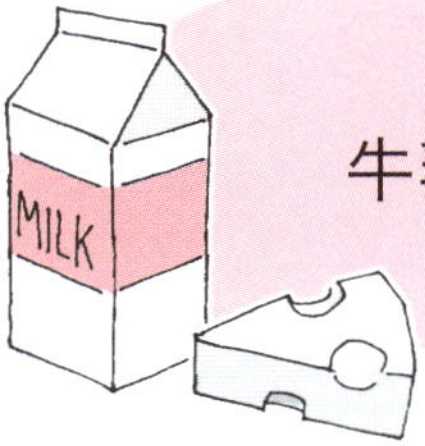

乳製品

牛乳、ヨーグルト、チーズ

卵

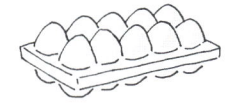

そもそも、**血液を末端まで運ぶ補助ポンプでもある筋肉は、タンパク質抜きでは再生しません**。せっかく降圧体操を行って筋肉の質を高めようとしても、材料となるタンパク質が足りなければ効果も半減してしまいます。健康のためにと思ってお肉を避けて野菜中心にすることは、高血圧の原因となってしまうのです。

食事2 プリン体は悪者どころか、体に必要なものです！

NOと同様、プリン体もN（窒素）を含んでいます。

ビールなどのアルコール飲料のテレビCMには、「プリン体ゼロ」などとうたったものが多く見られます。少しでもプリン体が入っていると痛風になる悪者のイメージですが、本当にそうなのでしょうか？　プリン体の名誉回復のためにも次の説明をしておきたいと思います。

そもそも私たちの体は60兆個の細胞からできていて、その細胞の中にはDNAという遺伝情報が描かれた設計図が入っています。そして、そのDNAは、アデニン、グアニン、シトシン、チミンという4つの物質で構成されていて、その配列に違いがあるため、同じ人がこの世に一人もいないのです。

その中のアデニン、グアニンの2つが「プリン体」なのです。ということは、DNAを持つ生物は、半分がプリン体でできているということ。プリン体は、体に悪いどころか非常に大切な物質なのです。

逆に、**プリン体をつくる材料が体に入ってこないと、細胞分裂ができなくなりますから、ものすごく早く老化する**ということにもなるのです。

ちなみに、ビール１００㎖に含まれるプリン体は８㎎以下、もやしのプリン体は１００g中45㎎、ワカメはプリン体２６２㎎です。

いかがですか？　つまり、もやしはビールの5倍、ワカメは30倍のプリン体を含有しているということ。でも、もやしやワカメを食べて痛風になるでしょうか？　このことからも、プリン体が多く含まれている食品を摂取したからといって、痛風になるわけではないことがわかります。

血圧の話と大分ずれましたが、ここまできたら、痛風の予防法もお話しいたしましょう。痛風は、腎臓が健康であれば発症しません。**痛風予防としては、血液検査で尿酸値が高めの方は、正常値になるまで毎日水をいっぱい飲んでください。**ほとんどの方は、これだけで尿酸値が下がると思います。

食事3

血圧上昇ホルモンを抑えてくれるお酢を摂ろう

血圧を下げる食べ物といえば、お酢は非常にお勧めです。お酢の主成分である酢酸は、血圧を上昇させるホルモンを抑制する働きがあるからです。

ただし**お酢で血圧を下げるためには、毎日摂り続ける必要があります**。止めてしまうと、また血圧は上がってしまいます。酢の物を1品作るとか、食後にお酢のドリンクを飲むとか、そういった方法なら簡単にできると思いますから、ぜひ毎日の食事にお酢を取り入れてみてください。

ちなみに私は穀物酢をコップに大さじ1杯入れて、オレンジジュースを注ぎ、ブラックペッパーを少々ふってカクテル風にして飲んでいます。とてもおいしい

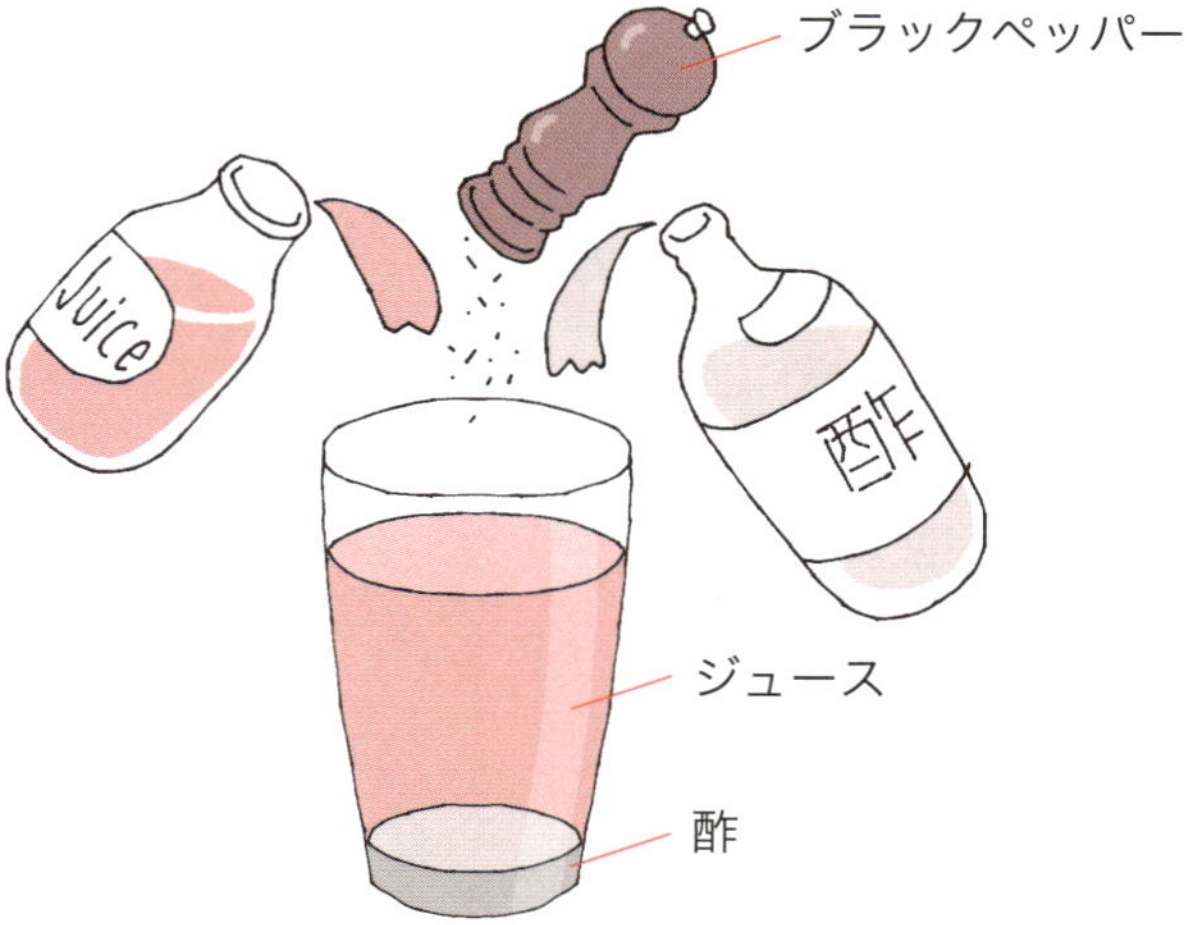

し、安上がりなのでお勧めです。
酢の物やお酢ドリンクをわざわざ作るのは面倒臭い、という人は、フルーツや梅干しを食べてください。フルーツや梅干しに含まれるすっぱい成分はクエン酸ですが、このクエン酸も体の中に入ってしまえば最終的に酢酸に変わるのです。
また、いろいろな食べ物にレモンを搾ってかけるとビタミンCも摂れて、血圧が下がるだけでなく、美肌にもなれますよ。

睡眠1

体が疲れていないから眠れない

睡眠不足が続くと確かに血圧は上昇します。ですから、高血圧の改善には充分な睡眠が必要です。まずは加藤式降圧体操をしっかり行って体を適度に疲れさせましょう。寝る前に運動をして疲れすぎると交感神経が優位になってしまい、かえって寝つけなくなってしまいますが、降圧体操なら時間も短く適度に疲れますから、きっと睡眠の質を上げてくれるはずです。

そもそも睡眠がなぜ大切かというと、寝ている間に細胞の修復が行われるからです。よく歳をとるとだんだん眠りが浅くなって、「毎朝5時に目が覚めるんだよね」などとなるのは、細胞の修復時間が短くてすんでいる証拠。それこそ、老化現象です! 歳が若ければ若いほど、睡眠時間は長かったはずです。古い細胞から新しい細胞に生まれ変わる作業時間が長くかかるため、睡眠時間が多く必要なのです。

しかし今の医療は「眠れない」と相談すると、原因も探らず、安易に睡眠薬や睡眠導入剤が出されます。眠れないということは、そもそも体がそんなに修復を必要としていないということなのに、薬で無理矢理眠らせるなんて、とてもおかしな話なのです。

歳をとると「もう歳なんだから無理をするな」と言われますが、ある程度は無理をして、修復が必要な状態にしてほしいと思うのです。

睡眠2

眠れなくても横になるだけで血圧は下がる

細胞の修復が行われるためには睡眠が必要ですが、血圧という観点から見れば、眠れなくても体を横にするだけで充分効果があります。

心臓は血液を全身に循環させているわけですが、体が立っているときは重力に逆らって血液を送らなければなりません。そのため強いポンプ力を必要としますが、横になると心臓と全身の血管が同じ高さになりますから、それほど強いポンプ力がなくとも血液は全身を一周しやすくなるのです。**寝ることには、脳を休ませる以外に心臓の負担を減らす、という意味もあるわけです**。体に不調を感じたときや疲れたとき、「とにかく横になりなさい」というのはそういう理由があるから。強制入院というのも、主には強制的にベッドに寝かせて体を修復させる、ということが目的なのです。

なかなか寝つけないと、「明日も忙しいのに」などと気になってもっと眠れなくなったりしますよね。ですが横になっているだけで血圧は下がり、体はそれなりに休まっているもの。別に熟睡できなくても大丈夫なのです。眠れないときは、このことを思い出してください。そうすれば気が楽になって、かえって眠れるかもしれません。

なお、水分は心臓の働きを助けてくれますから、寝る前はコップ一杯の水を飲むといいでしょう。途中で目が覚めてトイレに行った後も、また一杯の水を補給するようにしてください。

入浴

お風呂は高血圧によいだけでなく、ウイルスも撃退する！

お風呂に入ることは血圧にとってよい作用があります。温かいお湯に浸かると血流がよくなりますし、降圧体操ほどではありませんが、お湯が体に圧をかけるので、NOの分泌も増えます。

ただし、お風呂の温度によっては、高血圧にプラスにもマイナスにもなりますので、注意が必要です。お風呂の温度が**40℃より高いか低いかで、体の自律神経は大きく変化します**。40℃以上の熱めのお湯では、交感神経が活発に働くので、興奮状態になり心拍数が上がり血圧も上昇します。一方、40℃以下の少しぬるめのお湯ですと、副交感神経が働くことでリラックス状態になり血圧も下がってきます。

私自身お風呂の温度を利用して、自律神経をコントロールしています。「これから頑張って仕事をするぞ〜」というときは熱めの温度の朝風呂に入りますし、また執筆中など「夜中に眠気を覚ましてもうひと頑張り」というときは、熱いシャワーを浴びます。逆に、これからしっかりと体を休めて眠りたいときは、40℃以下のお風呂にゆっくり浸かるようにしています。

血圧の話からはずれますが、お風呂をお勧めするメリットはほかにもあります。なんと、**インフルエンザウイルスが撃退**できてしまうのです！

というのも、インフルエンザウイルスはお風呂で感染力を失ってしまうからです。インフルエンザウイルスは湿度に非常に弱く、湿度70％以上では1時間ももちません。だからといって、部屋の湿度を70％以上にするとカビが生えてしまいます。ですから、風邪予防にはお風呂なのです。

ちなみにインフルエンザにかかったときに抗生物質を出す病院が未だにありますが、抗生物質は細菌や微生物などの発育・繁殖を抑えるための薬。ウイルスには効果はありませんよ！

〈ちょっとブレイク〉

「インフルエンザ予防のマスク」の本当の意味とは!?

私たちがなぜインフルエンザにかかってしまうのか、本当の理由についてお話ししましょう。

空気が乾燥する季節にインフルエンザが猛威を振るうのは、乾燥によって喉の粘膜の防御機能が低下し、インフルエンザウイルスがつきやすくなるからです。

インフルエンザウイルスはどこにでもいますが、同じ職場や学校でもかかる人とかからない人がいるのは、ウイルスが増えたわけではなく、自分の喉の乾燥が原因だったのです。

ですから、夏・冬関係なく風邪をひきやすい方は、マスクを活用しましょう。マスクで喉を乾燥から守るのです。ぜひお試しください!

香り

アロマで自律神経にアプローチ

精神的な要因から血圧が上がっているという人には、香り療法（アロマテラピー）でリラックスすることもお勧めです。

アロマテラピーというと、癒やしや美容といったイメージが強いかもしれません。でも、「脳に直接アプローチできる」というところが、香りのスゴイところなのです。

私は薬学を研究していましたが、実際、脳に塗る薬はありません。しかし、香り成分が心の領域に効果があることがわかり、20年以上前からサロンで使用してきました。アロマには不調を治したり、免疫力を上げたり、さらにはウイルスを殺したりと、実にさまざまな作用があるのです。

では高血圧にどうアロマを活用するのかと言いますと、自律神経にアプローチしたり、神経の興奮を抑えたりして血圧を下げる、というアロマを用います。ただ難しいのは、香りの好みというのは人によってまったく違うということ。そのため一概に、「この種類がいいですよ」とは勧められないのです。

リラックス作用のあるアロマとして人気のラベンダーですら、香りの嫌いな人が嗅ぐと、リラックスどころか血圧まで上昇してしまいます。

たとえばタバコは体に悪いものですが、小さい頃からお父さんのタバコの匂いを嗅いでいた人は、「タバコの匂いで逆に癒される」「リラックスする」と言います。医学よりも精神が勝ってしまうわけですね。ここが、メディカルアロマと西洋医学の大きな違いなのです。

ここでは、リラックス効果がある香りの種類をいくつか挙げておきます。それらを実際に嗅いでみて、自分が好きだと思う香りを見つけてください。

〈リラックス効果のあるアロマの精油〉

ラベンダー

サイプレス

イランイラン

マンダリン

プチグレン

＼イチ押しの精油／

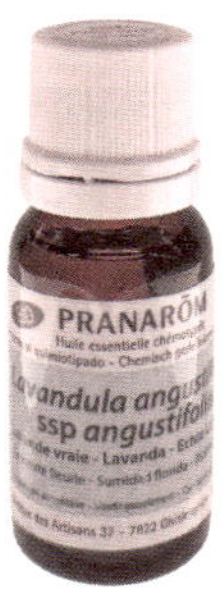

プラナロム社の精油は、100％天然。精密な分析機械を使って成分を分析し、そのデータを公開しているので、私のサロンでも安心して使用しています。エッセンシャルオイル ラベンダー・アングスティフォリア 10ml ￥3,400（税別）／プラナロム

問／健草医学舎　0120-558-446

〈アロマのお勧めの使い方〉

枕元

ハンカチやティッシュに、アロマの精油を3滴垂らして枕元に置きましょう。香りが強すぎるときは、ハンカチやティッシュの距離を離してください。

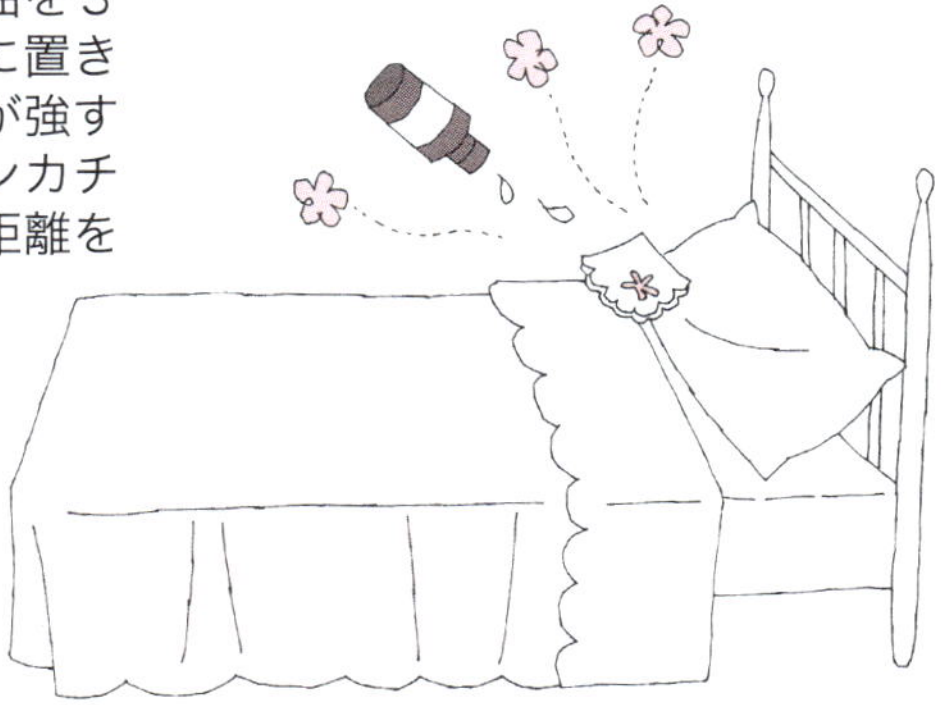

お風呂

ガラス製のボウルに粗塩30ｇを入れ、そこにアロマの精油を3滴垂らしてしっかりかきまぜ、浴槽に入れてください。

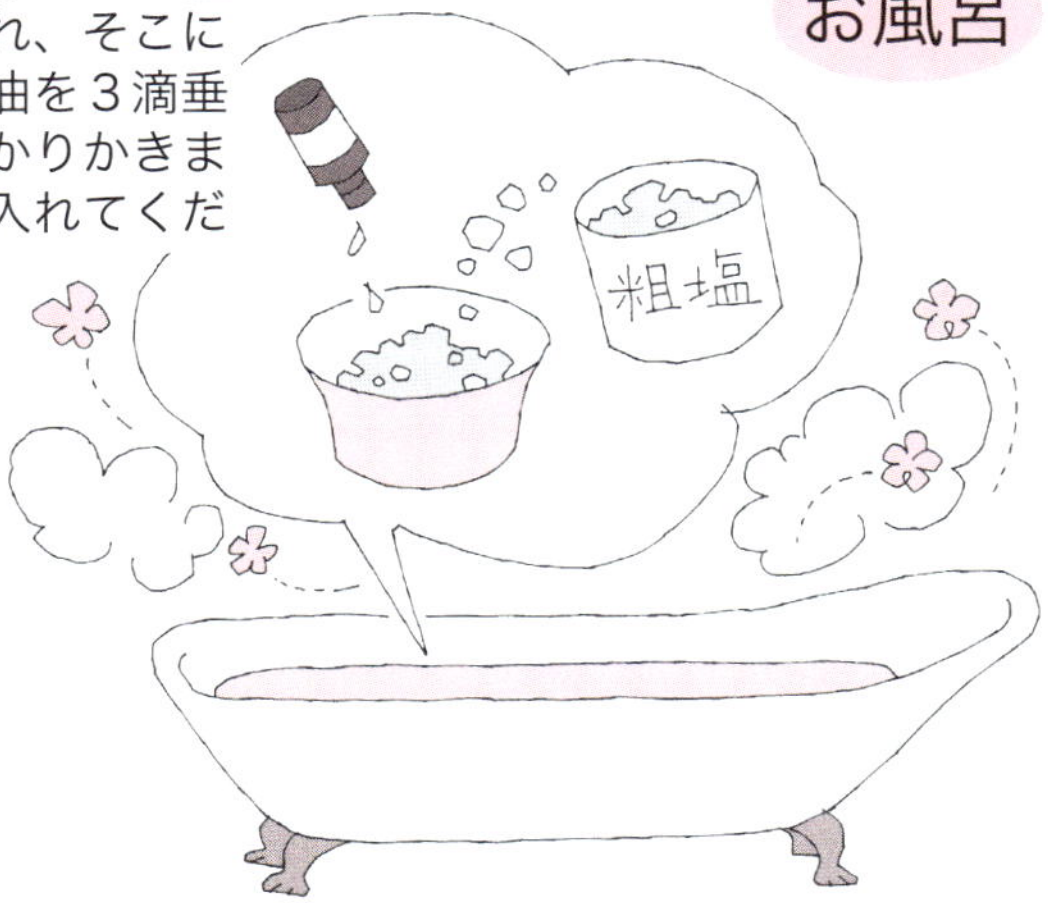

ツボ押し

即効！　イライラ、ドキドキ 精神面からの血圧上昇にはツボ押しを

降圧体操の目的は、習慣的に行うことで血管の内壁からより多くのNOを出すことにあります。そうして血管を若返らせ、血圧が上昇しにくい体質に整えていくのです。

一方で**ツボ押しは、脳に直接働きかけるものです**。即効性があり、場所も選ばずその場で降圧効果を得ることができます。

それぞれどういうときに効果があるかというと、

- **肉体的な原因の高血圧には、降圧体操**

・精神的な原因の高血圧には、降圧ツボ

と覚えてください。

降圧体操と違いツボ押しは、**脳内の「本能」を直接刺激して、自律神経を調整し、血圧をあるべき状態に誘う、という効果が認められています。**

西洋医学の薬学を研究してきた私が、東洋医学のツボ押しに目をつけたのは、精神的な不調が起こっていたり、自律神経が不安定になっているときに、西洋医学ではなす術がなかったからです。

しかしあるとき、ツボ押しは末梢神経を介して脳の自律神経にアプローチできる素晴らしい方法だと気づきました。以来20年以上、私のサロンではアロマの香りと一緒にツボ押しをマッサージの中に取り入れています。

次のページから、精神状態別に降圧ツボをご紹介します。人間関係に疲れている方、子育ての不安を抱えている方など、ぜひ実践してみてください。

ドキドキ、ピリピリした緊張に

内《ない》関《かん》

緊張が高まったときに、副交感神経を優位にして
血圧を下げるツボ

場所はここ

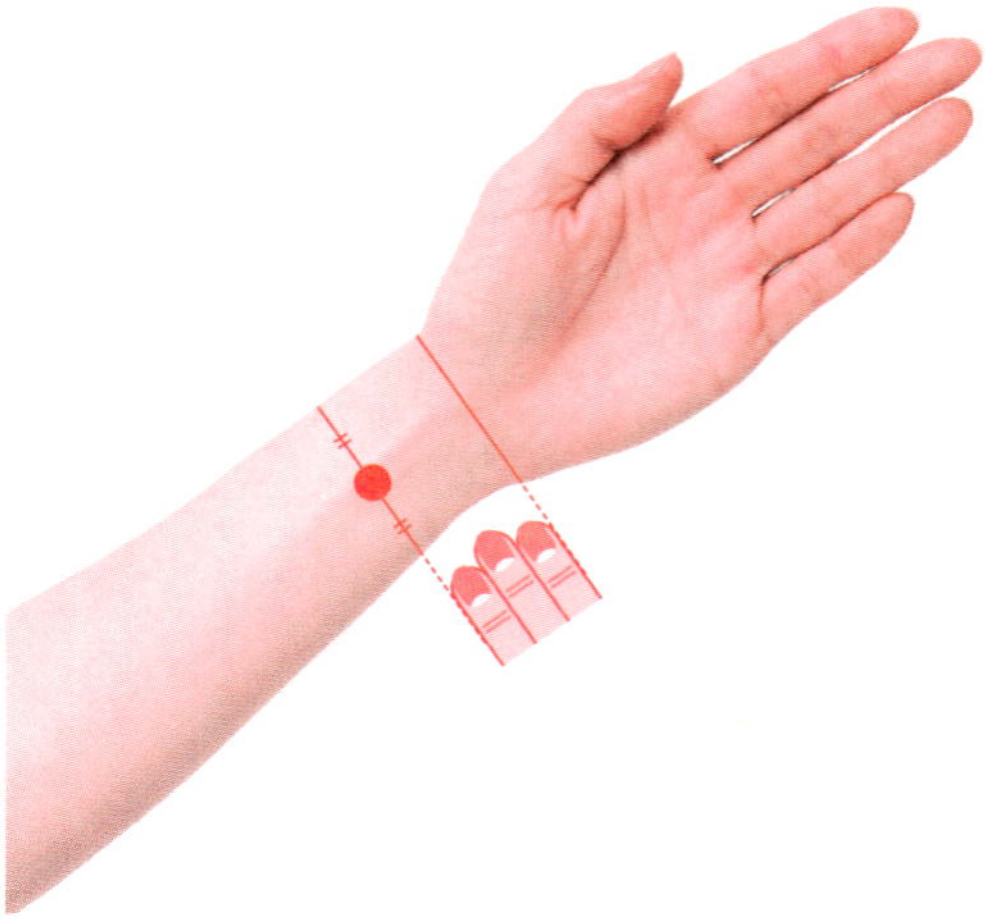

手首のシワから指３本分の位置、腕の内側の中心部分にあります。

押し方

口から息を吐きながら
5秒押す

↓

鼻から息を吸いながら
5秒で力を抜く

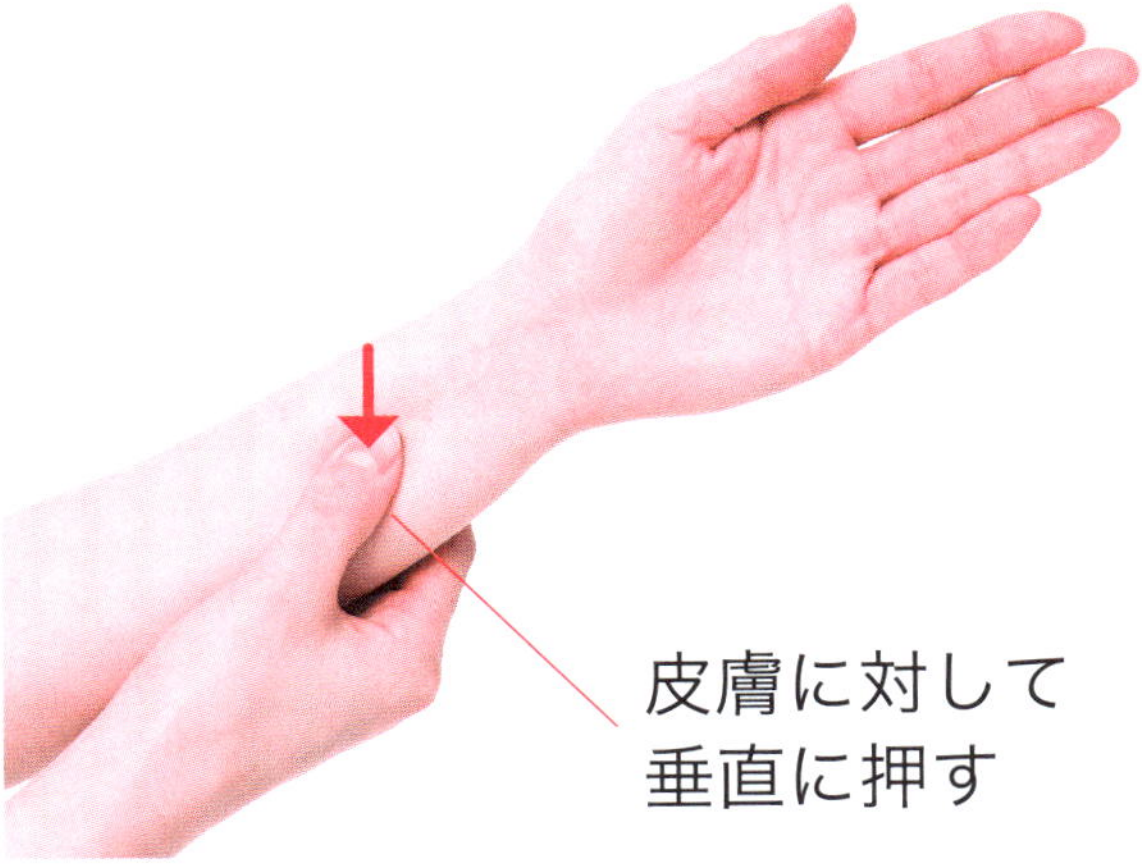

ツボ位置に親指の腹を当てて、5秒間押します。皮膚に対して垂直に、ジワジワと圧を強くしていきながら押すのがポイント。続いて5秒かけて、ゆっくりと力を抜いていきます。これを左右5回繰り返して。

ブチッ！　ムカーッ！　という怒りに

合《ごう》谷《こく》

痛みや激しい怒りを抑えて
血圧を下げてくれるツボ

場所はここ

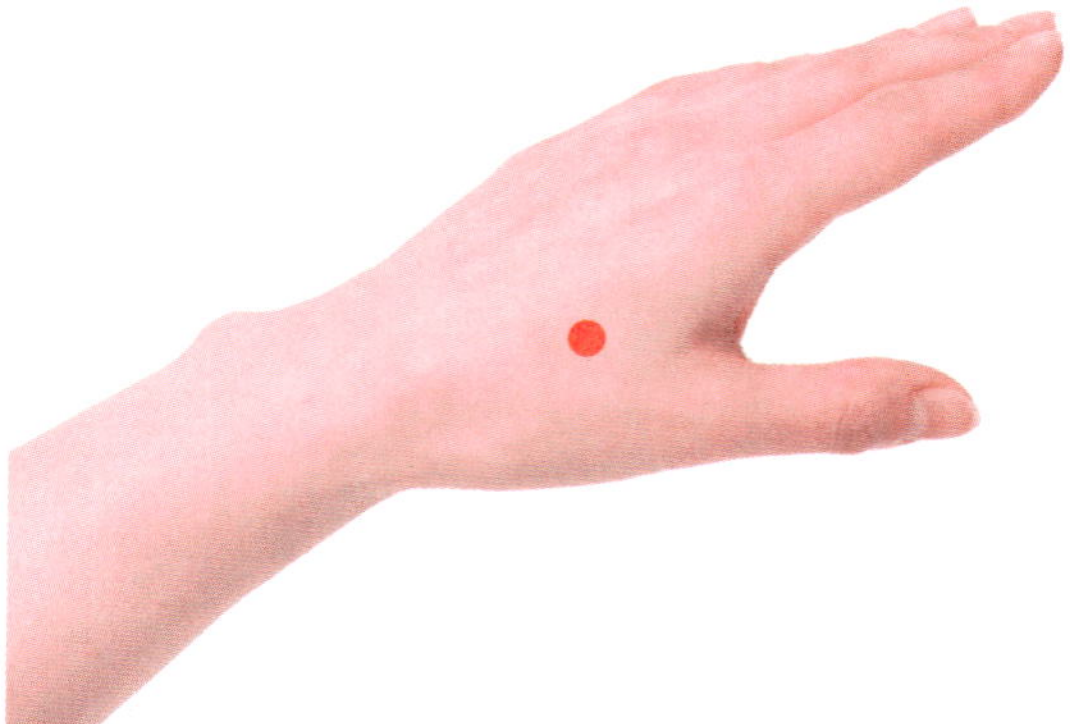

手の甲を上に向け、親指と人差し指の骨が接している二股部分を確認します。そこから人差し指の骨をたどって、少しくぼんだ部分が合谷です。

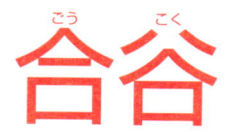

押し方

口から息を吐きながら
5秒押す

↓

鼻から息を吸いながら
5秒で力を抜く

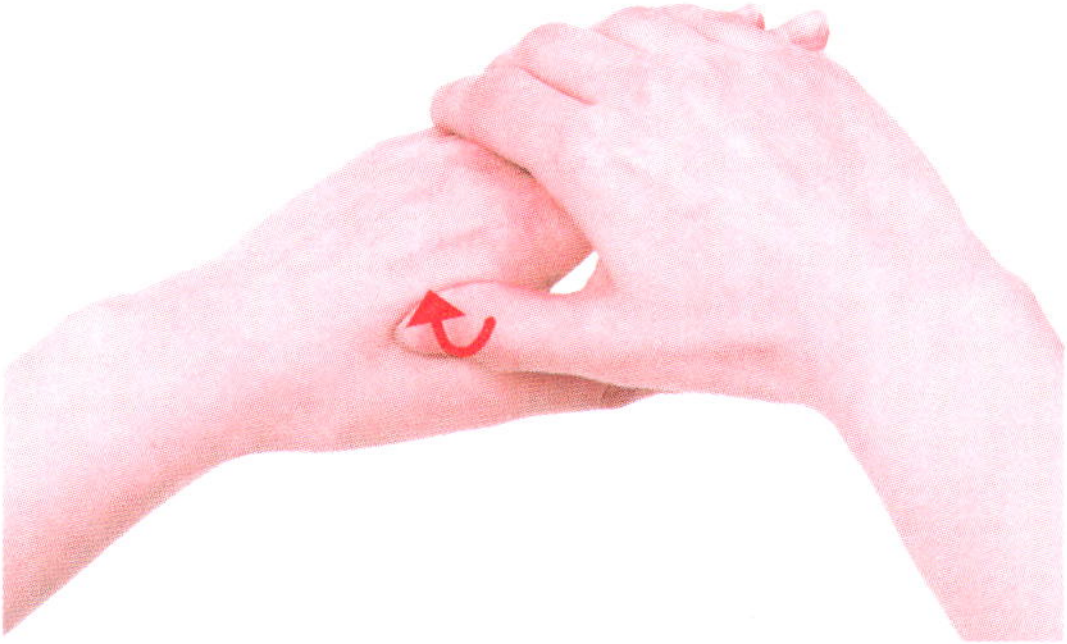

ツボに親指を当て、人差し指の骨の下に潜り込ませるように押し上げてグッと圧をかけます。5秒間、徐々に圧を強くしていくのがポイント。その後、5秒かけて徐々に力を抜いていきます。これを左右5回繰り返して。

イライラ、クヨクヨといったストレスに

労《ろう》宮《きゅう》

イライラ、クヨクヨといった状態が続いているときに効くメンタルの特効ツボ

場所はここ

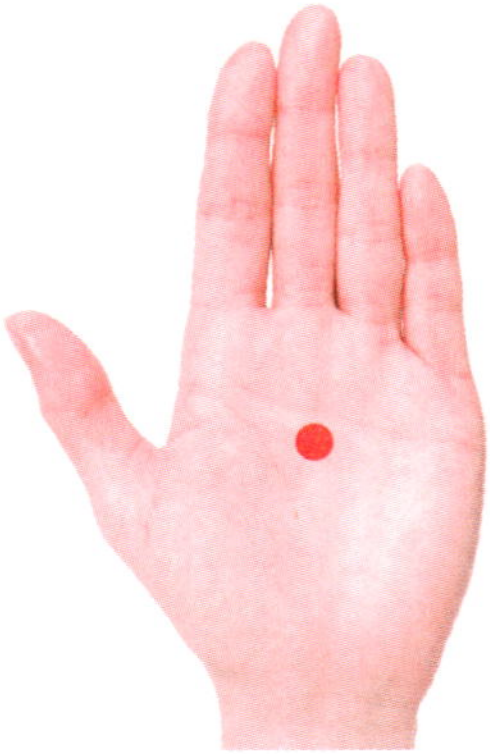

手の平の中央位置より少し上あたりにあります。

〈見つけ方〉

親指以外の４本の指で軽く握りこぶしをつくったとき、中指と薬指が触れる間のあたりを探ると見つけやすい。

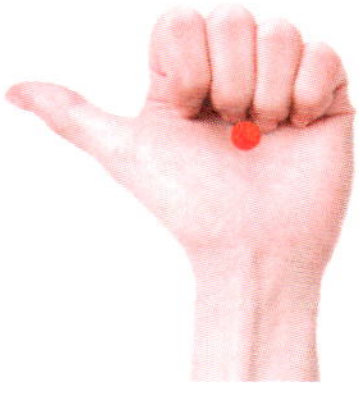

押し方

口から息を吐きながら
５秒押す

↓

鼻から息を
吸いながら
５秒で力を抜く

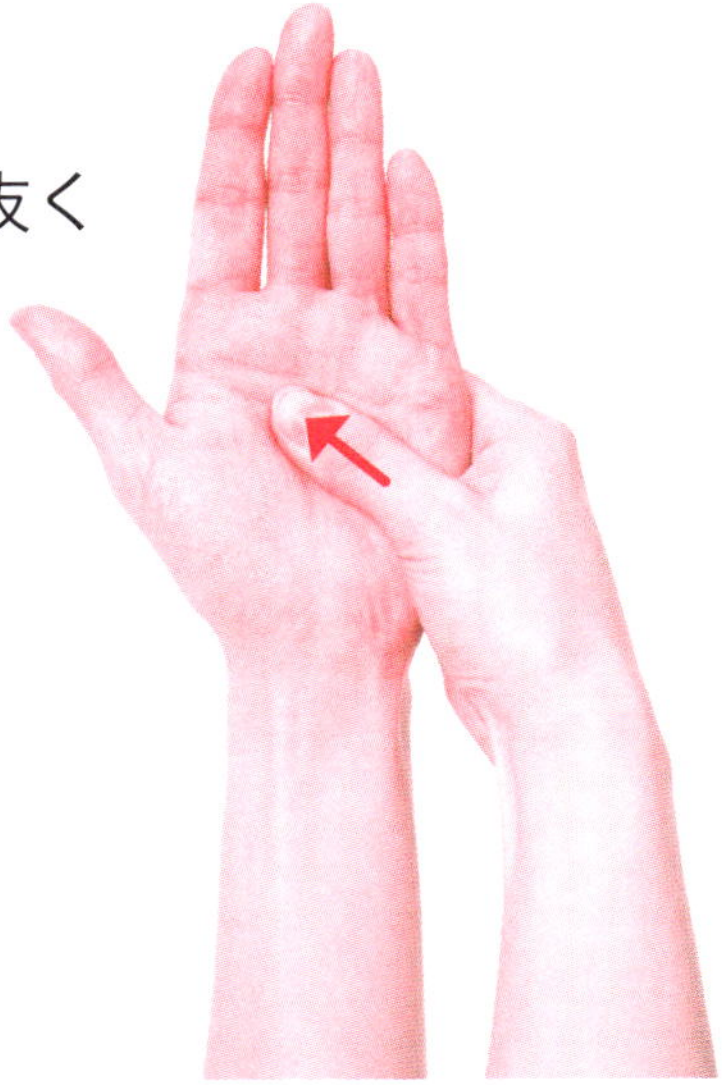

ツボに親指を当て５秒かけて、皮膚に対して垂直に押しながら人差し指の付け根方向（斜め上）に押し上げるように、ツーンとするまで押します。続いて、５秒かけてゆっくりと力を抜きます。これを左右５回繰り返して。

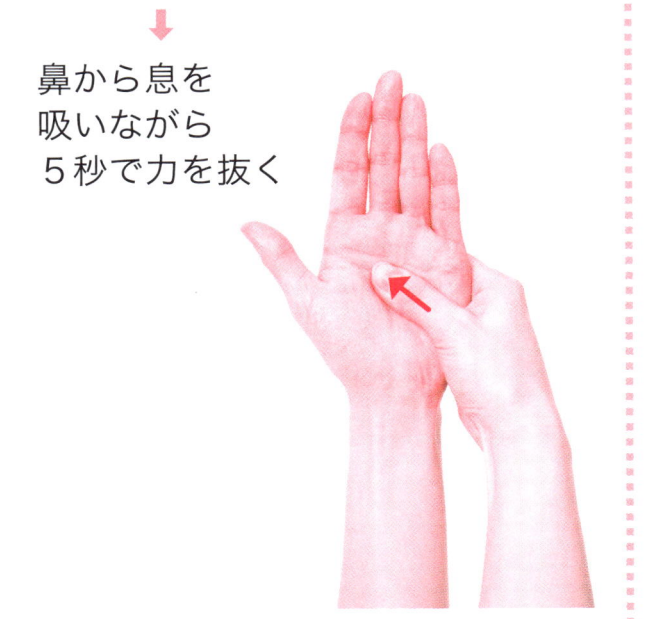

コラム

正確な数値が出やすい血圧の測り方

- **測ることを習慣にする**

測ることを当たり前にすることで緊張しなくなり、自然な数値が出やすくなります。

- **朝2回、夜2回測る**

朝と夜に測りましょう。その際、1回だけだと数値に偏りが出る可能性があるので、2回測って平均をとります。

- **利き手と逆の腕で測る**

血圧計を操作する利き手とは反対側の腕で測定するとよいでしょう。

- **手首タイプの血圧計なら、心臓の位置でランプがつくものを選ぶ**

腕に巻くタイプの血圧計は大丈夫ですが、手首タイプの血圧計は、測る高さが心臓の高さからズレると正確な数値が出にくいからです。

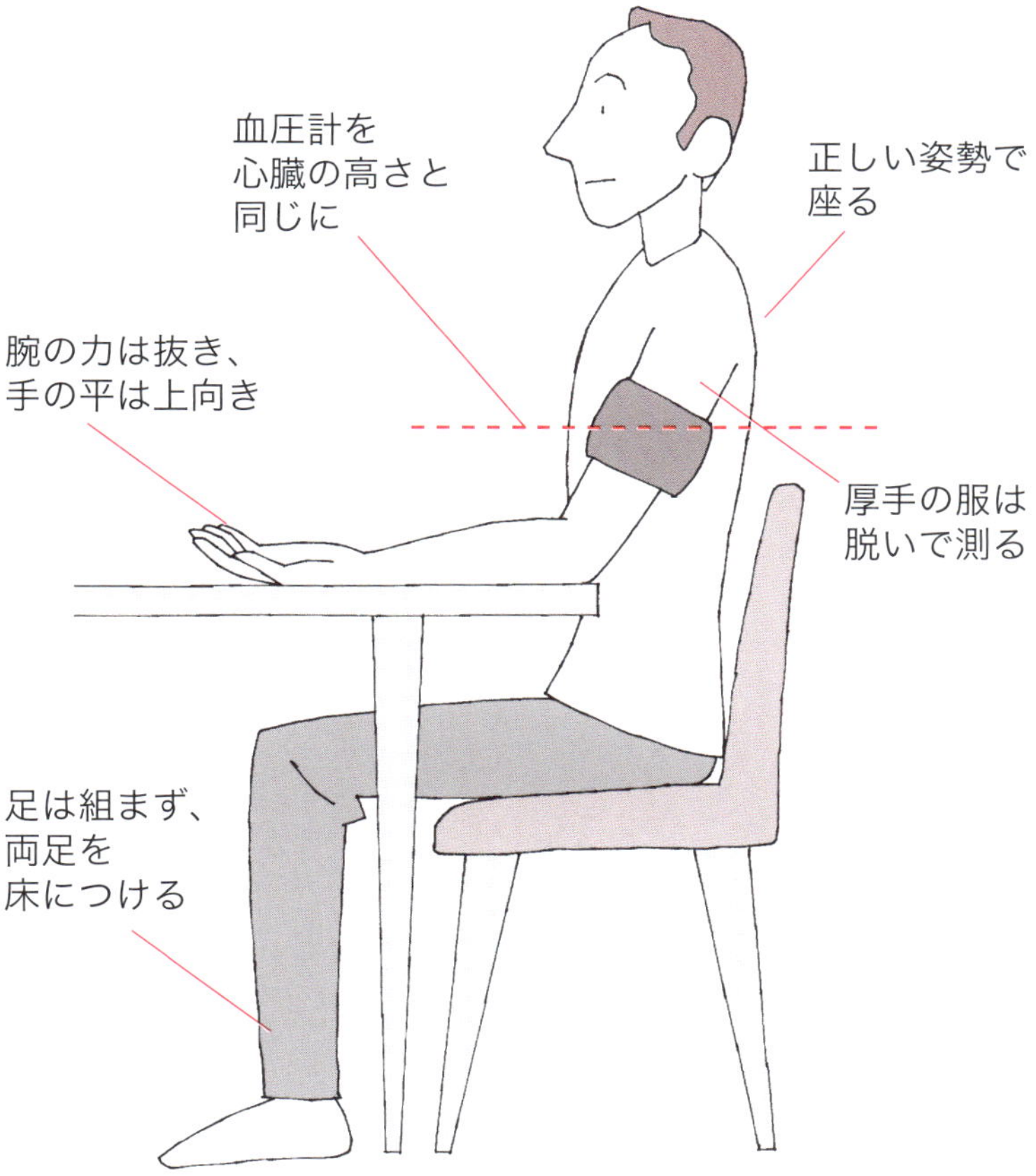
血圧計を
心臓の高さと
同じに
正しい姿勢で
座る
腕の力は抜き、
手の平は上向き
厚手の服は
脱いで測る
足は組まず、
両足を
床につける

おわりに

最後まで本書を読んでいただき、ありがとうございました。

本書は、「血圧は、薬なしで自力で下げられる」ということを伝えたい一心で作成いたしました。ですが、決して「薬を飲むな」ということではありません。「降圧体操を行って血圧を下げ、徐々に薬を減らしていき、ゆくゆくは薬を卒業しませんか？」というものです。

今回ご紹介した加藤式降圧体操は、続けるのが難しいものではないと思います。ぜひ毎日の習慣にしていただき、血管を若返らせ、薬に頼らない人生を送ってください。

平成30年5月吉日

加藤　雅俊

加藤　雅俊（かとう・まさとし）

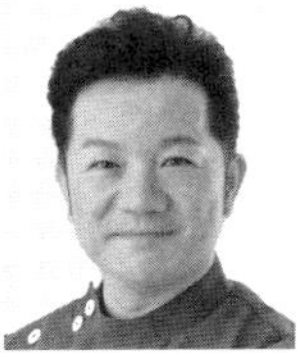

薬剤師
体内環境師®
薬学予防医療家
ミッツ・エンタープライズ㈱代表取締役社長
JHT日本ホリスティックセラピー協会会長
JHT日本ホリスティックセラピストアカデミー校長

大学卒業後、ロシュ・ダイアグノスティックス株式会社に入社。研究所（現在:中外製薬研究所）にて、血液関連の開発研究に携わる。プロダクトマネージャー就任後、全国の病院を見て回るなかで、医療現場の問題点に気づく。「薬に頼らずに若々しく健康でいられる方法」を食事+運動+心のケアから総合的に研究し、1995年に予防医療を目指し起業。「心と体の両方」をみるサロンやセラピスト養成のためのアカデミーを展開。独自の「食事と運動の両方をみる医学」で多くの支持を得る。現在、自ら指導する健康セミナーやストレッチ教室、講演会などを精力的に行いながら、テレビ・雑誌等でも活躍。モデルや女優の体内環境のケア、プロ野球選手やプロアスリートのコンディショニングケアも担当する。著書に『ホントによく効くリンパとツボの本』（日本文芸社）、『Dr.クロワッサン 新装版 リンパストレッチで不調を治す！』（マガジンハウス）、『薬に頼らず血圧を下げる方法』（アチーブメント出版）など多数。

〈加藤雅俊による「血圧相談室」を随時開催〉
JHT日本ホリスティックセラピストアカデミー
http://www.jht-ac.com

YouTubeチャンネル「加藤雅俊の体内環境塾」

【スタッフ】
モデル／大橋規子（スペースクラフト）
ヘア＆メイク／斉藤節子
写真／伊藤泰寛（本社写真部）
編集協力／山本奈緒子

講談社の実用BOOK

1日《にち》1分《ぷん》で血圧《けつあつ》は下《さ》がる！
薬《くすり》も減塩《げんえん》もいらない！

2018年5月23日　第1刷発行
2021年7月28日　第16刷発行

著　者――――――――加藤雅俊《かとうまさとし》

発行者――――――――鈴木章一
発行所――――――――株式会社　講談社
〒112-8001　東京都文京区音羽2-12-21
編集　☎03-5395-3560
販売　☎03-5395-4415
業務　☎03-5395-3615

イラスト――――――須藤裕子
装　丁――――――――島内泰弘デザイン室
本文デザイン・組版―朝日メディアインターナショナル株式会社
印刷所――――――――株式会社新藤慶昌堂
製本所――――――――株式会社国宝社

定価はカバーに表示してあります。ISBN978-4-06-299896-3